不調が消え去る

脳バランス体操

右脳と左脳
の働きが
一瞬で整う

石井堂クリニカルオフィス・
石井堂街の接骨院代表
石井克昇
KATSUNORI ISHII

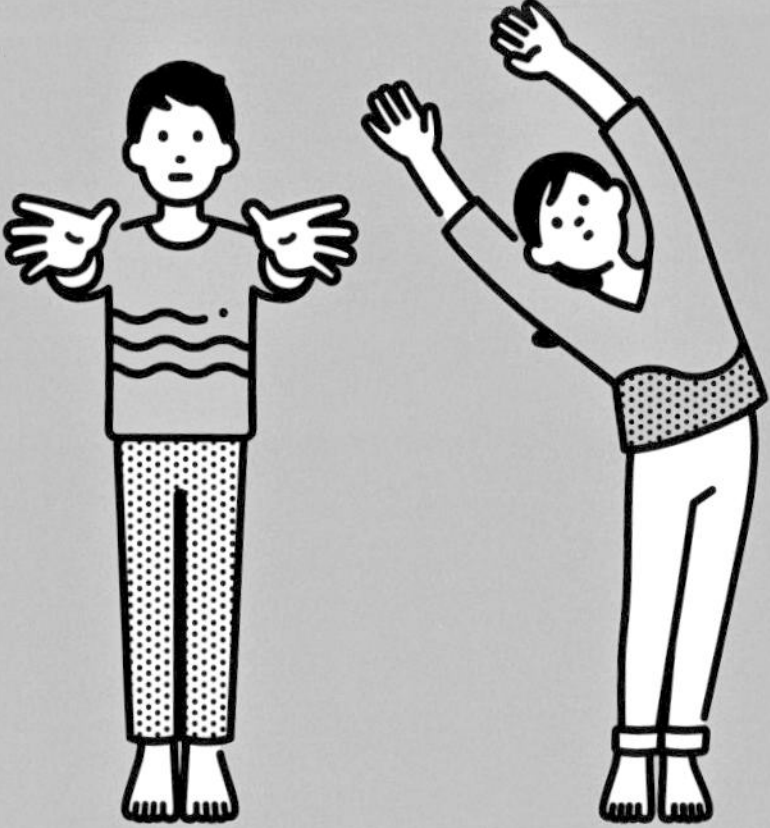

KADOKAWA

「ずっと気になる症状がある」
「〝異常なし〟〝原因不明〟と言われてしまった」
「効果を感じにくい治療をずっと続けている」
「もう治らないとあきらめている」

なぜ、あなたの痛みや不調はよくならないのか――？

その驚くべき原因と、
症状を消し去る「脳バランス体操」を
本書で初公開します。

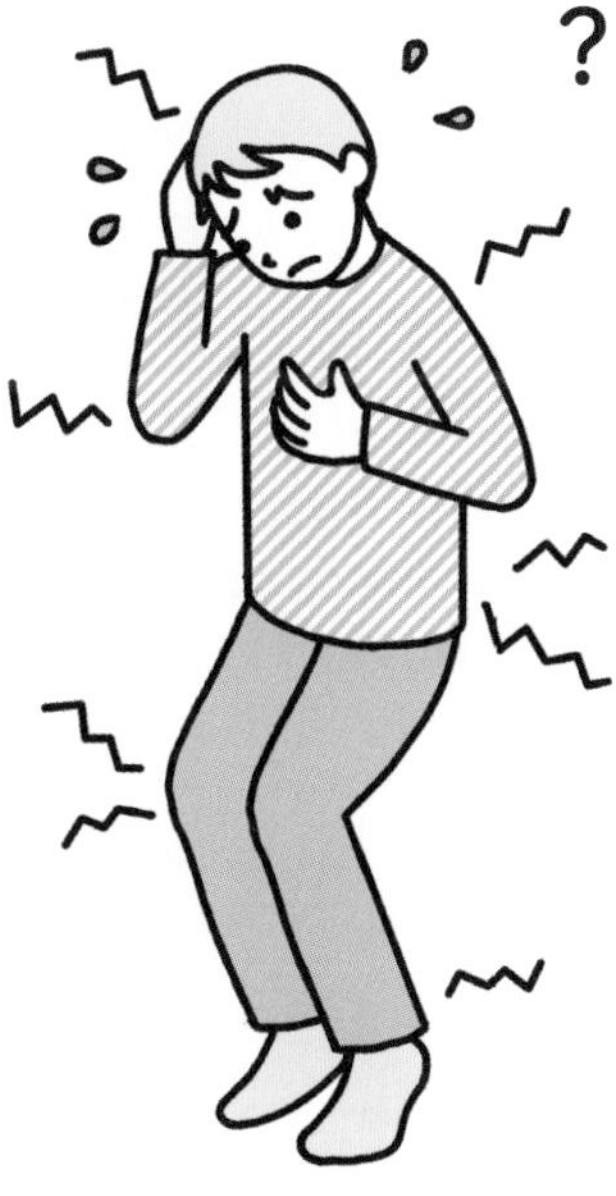

治りにくい症状には、どんなものがある？

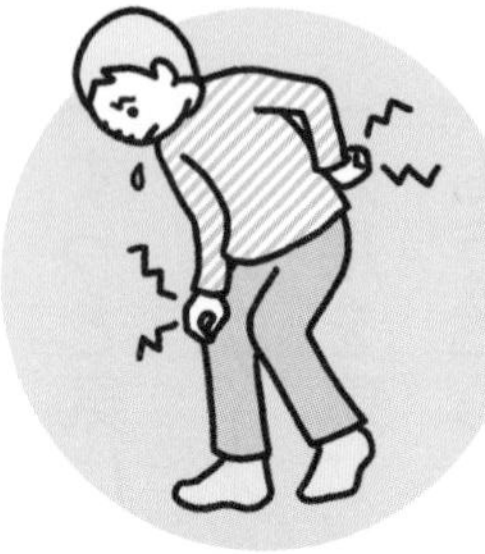

1. 筋・骨格系

腰痛やひざ痛、股関節痛
などの慢性痛

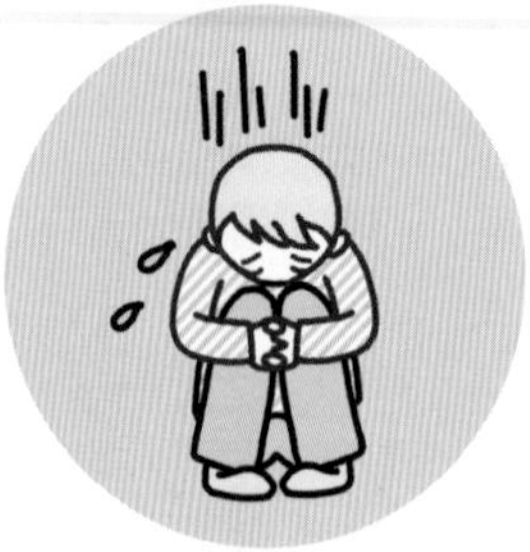

2. 自律神経系

自律神経失調症や
更年期障害などの不《ふ》定《てい》愁《しゅう》訴《そ》

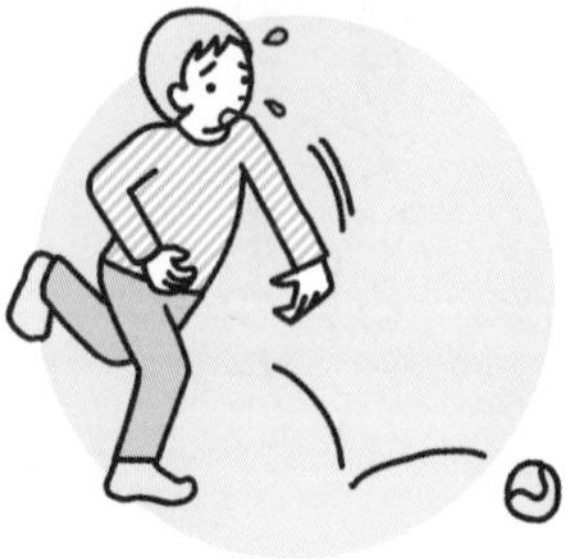

3. イップス系

イップス（スムーズにでき
ていた動作ができなくなる
運動障害）や、それに類す
る障害

脳バランス体操は、
いずれのタイプにも有効です！

脳バランス体操は、こんな痛みや不調にお勧め

□腰痛（慢性腰痛、腰部椎間板ヘルニア、腰部脊柱管狭窄症《せきちゅうかんきょうさくしょう》など）

□ひざ痛

□股関節痛

□首痛、首のこり、ストレートネック

□五十肩、肩こり

□背中痛、背中のこり

□手足のしびれ

□足の不調（足首痛、足底筋膜炎《そくていきんまくえん》など）

□ひじ痛、テニス肘・ゴルフ肘

□頭痛、片頭痛

□耳鳴り、めまい

□イライラ、動悸《どうき》、ホットフラッシュなどの不定愁訴

□慢性疲労

□うつ

□不登校

□ゴルフのパターが打てない

□野球のボールが投げられない

□字を書くときに手が震える

□声が出にくい、のどの詰まり

□歌が歌えない

今までの診断名や原因とされるものは、
検査の「結果」にすぎません。
本当の原因ではないのです。
それに触れないまま治療を続けても、うまくいかないのは当然。

本当の原因は、脳にあると私は考えています。
脳は、右脳と左脳に分かれています。
この左右の脳機能のバランスが乱れると、
全身に悪影響を及ぼします。

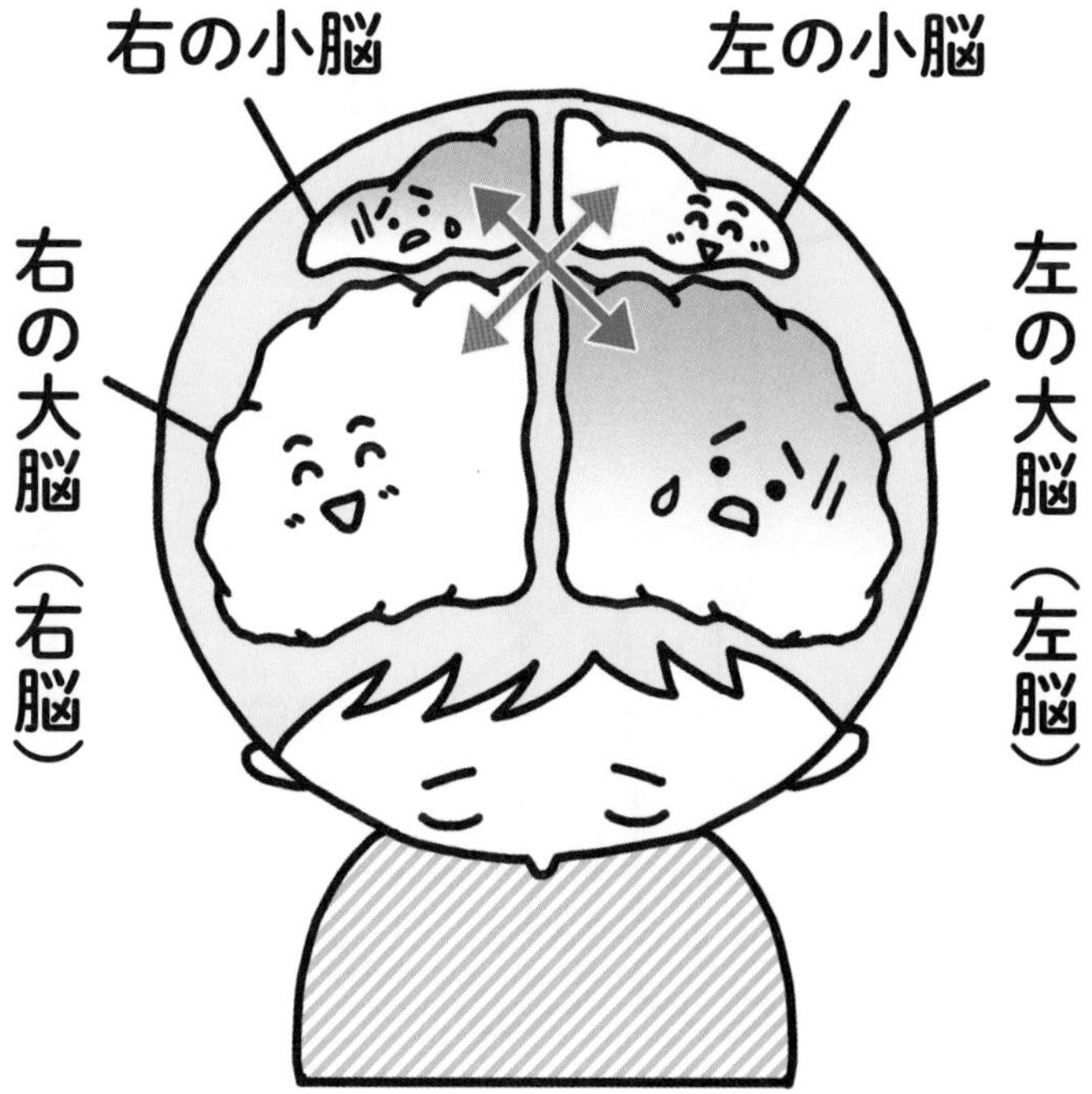
右の小脳
左の小脳
右の大脳（右脳）
左の大脳（左脳）

脳バランスの乱れは、こうした痛みや、

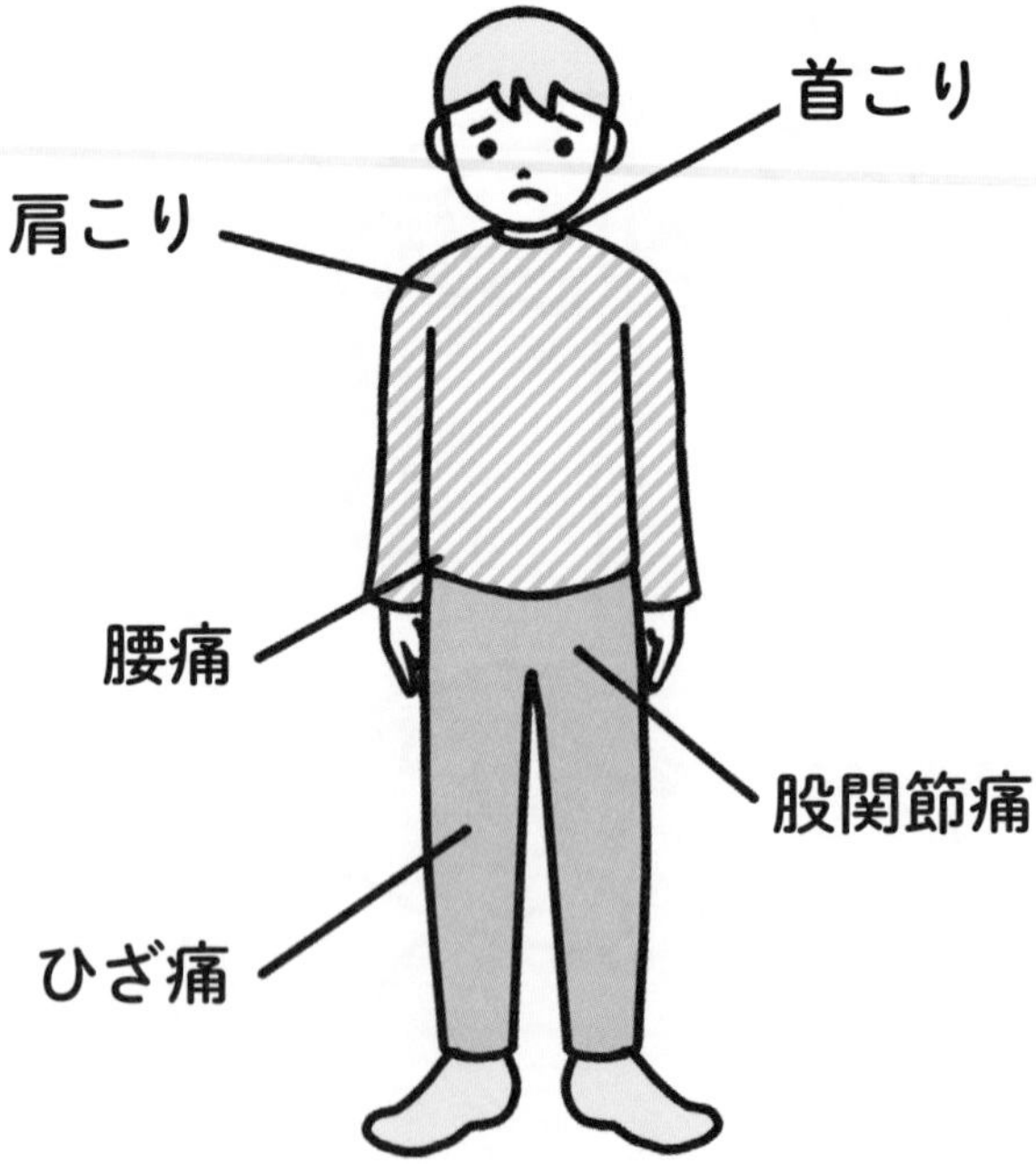

こうした不調に関係しています。

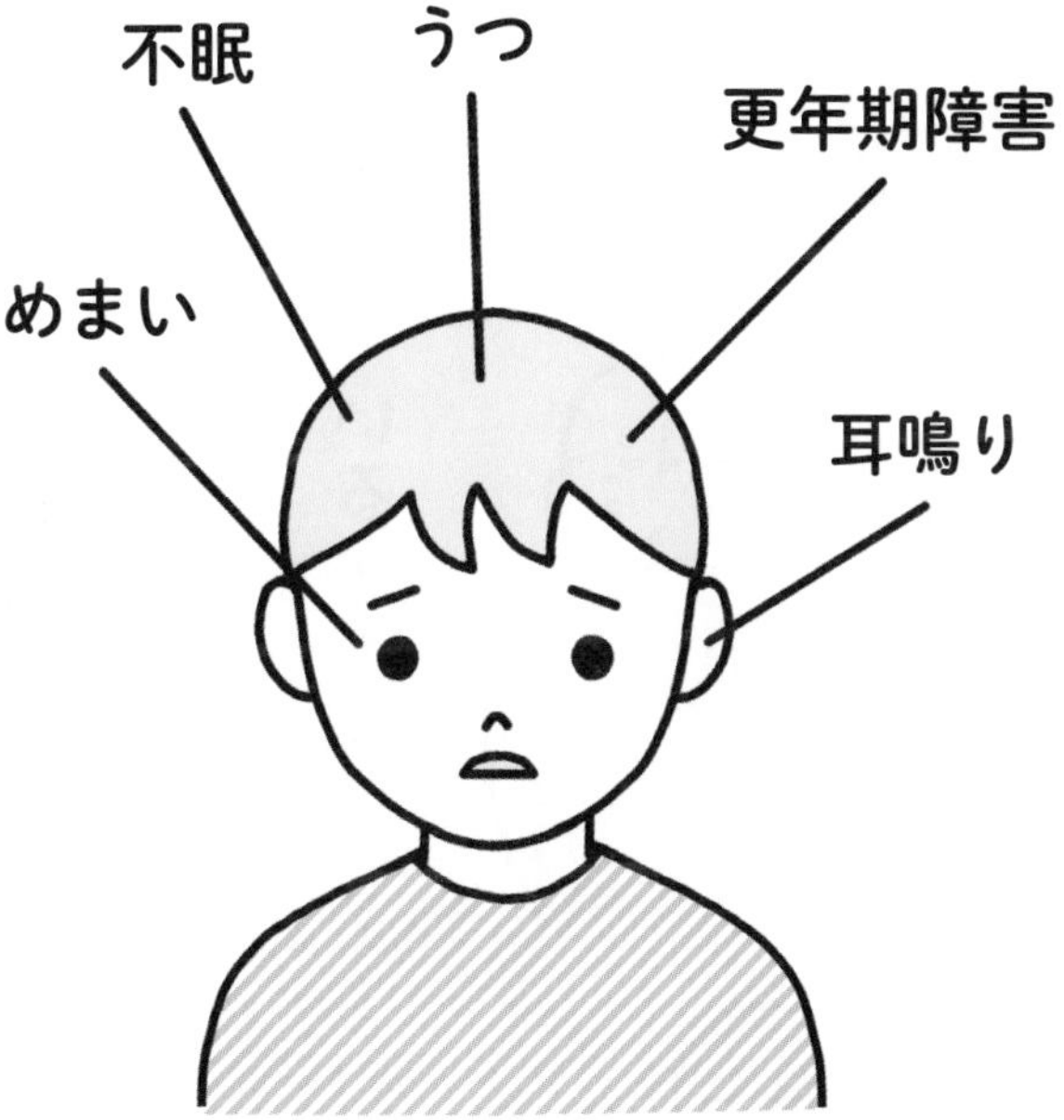

そんな乱れた脳機能のバランスを整える秘策が、**脳バランス体操。**

私が考案した、痛み・不調の特効メソッドです。

まず、右脳と左脳、

どちらの機能が低下しているかをチェックして……

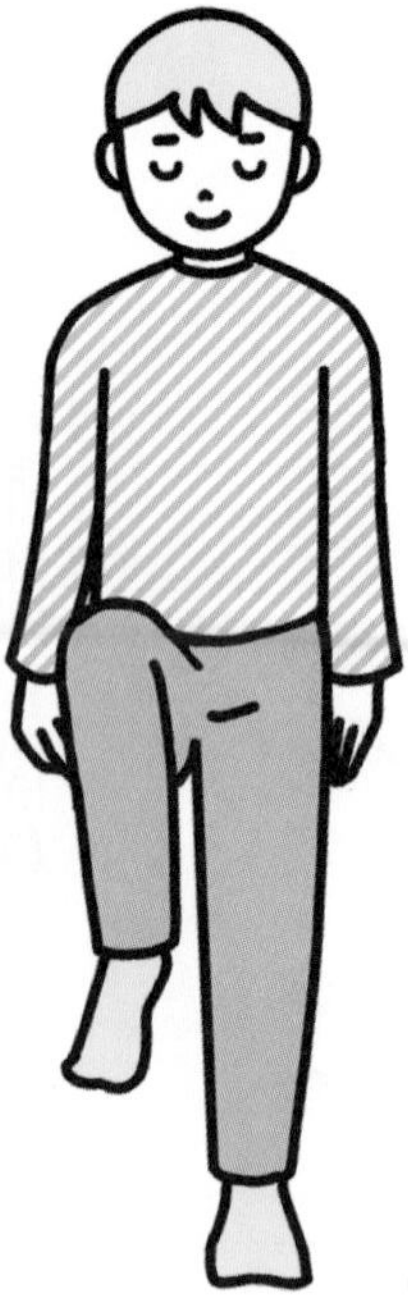

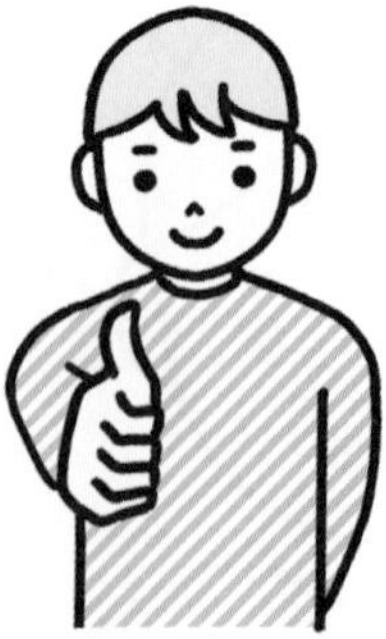

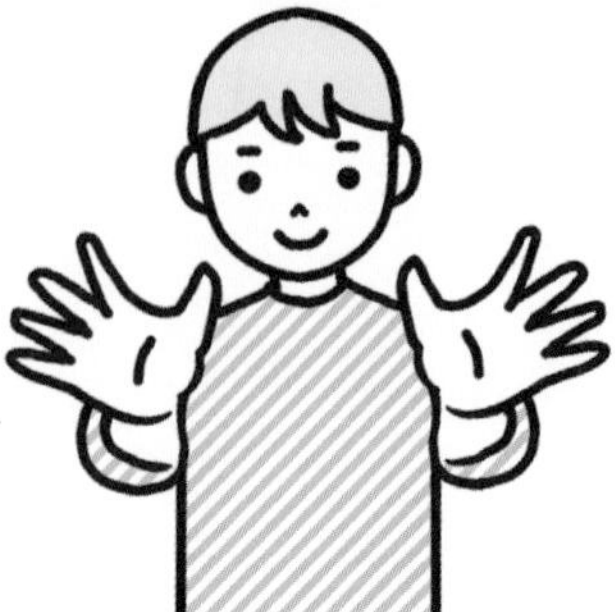

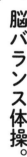

あとは、**機能が低下した側に**
刺激を入れる
脳バランス体操をするだけ！

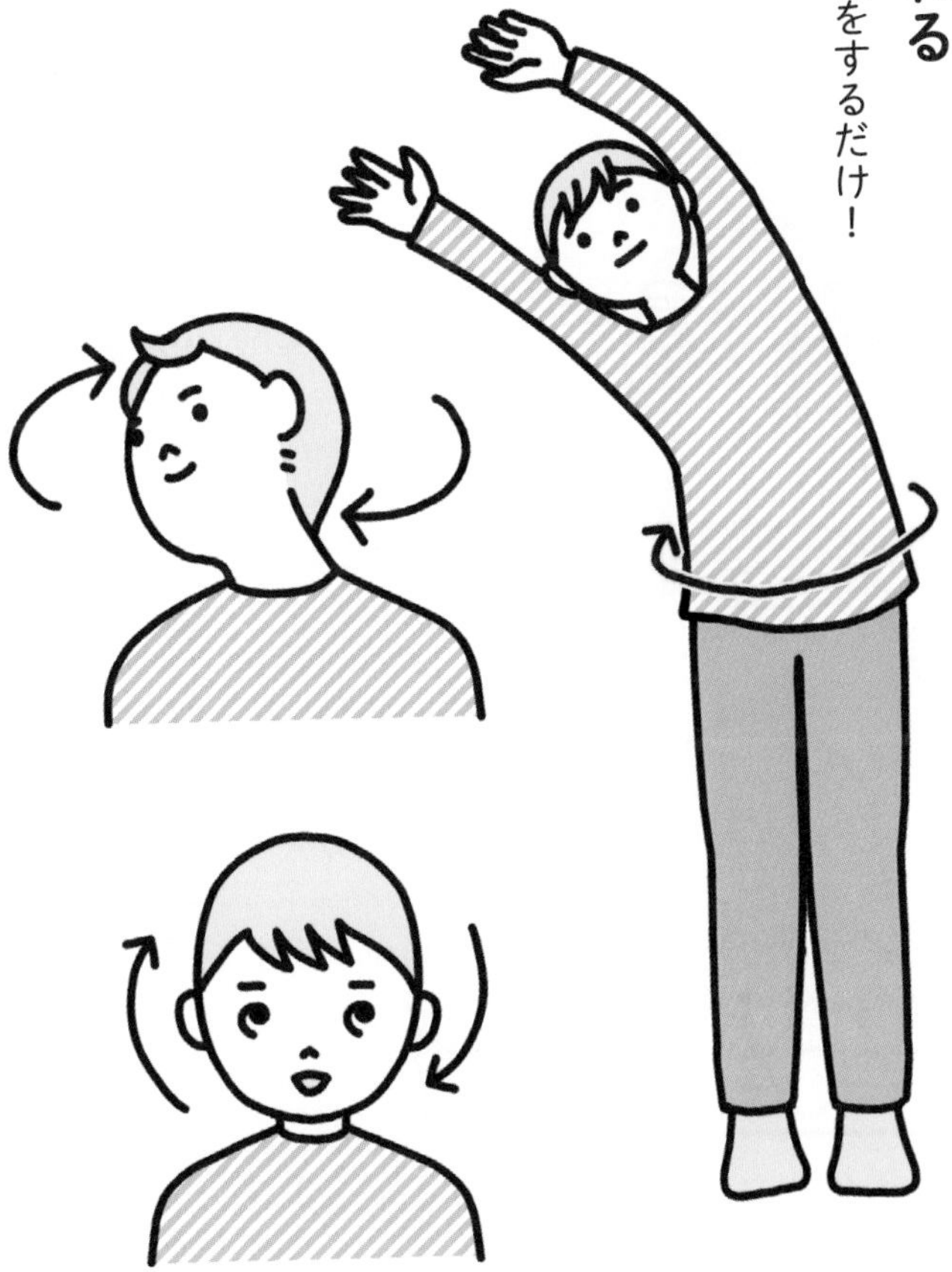

脳バランス体操は、
カイロプラクティックの注目すべき技法
「アクティベータ・メソッド」がベースになっています。
まず、下《か》肢《し》長《ちょう》反応検査で体をチェック。

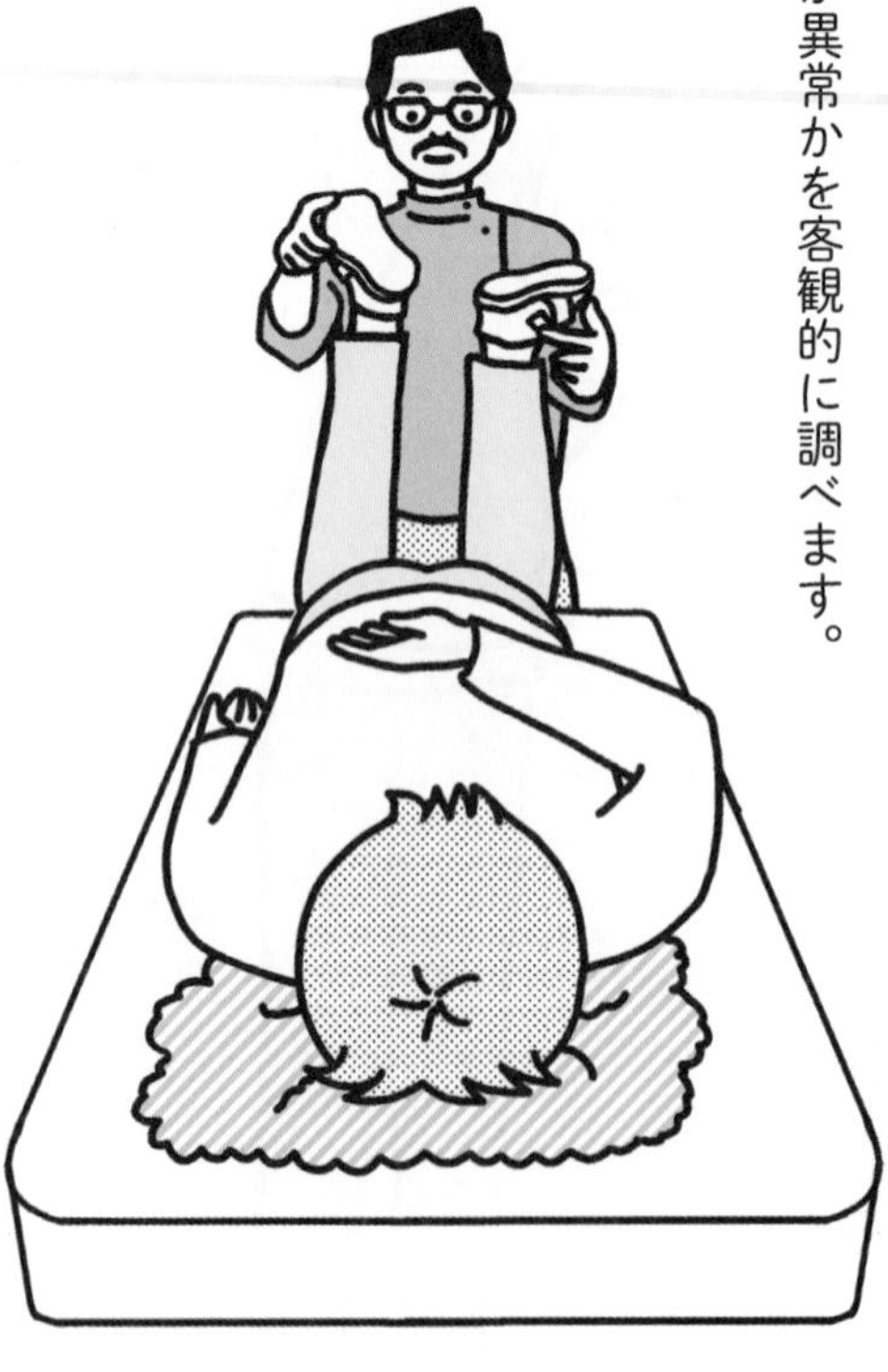

こんなふうにして、
神経の流れが正常か異常かを客観的に調べます。

検査にもとづき、
アクティベータという機器で、
振動刺激を背骨や
関節に送り込み、
神経の流れを整えるのが
アクティベータ・メソッドです。

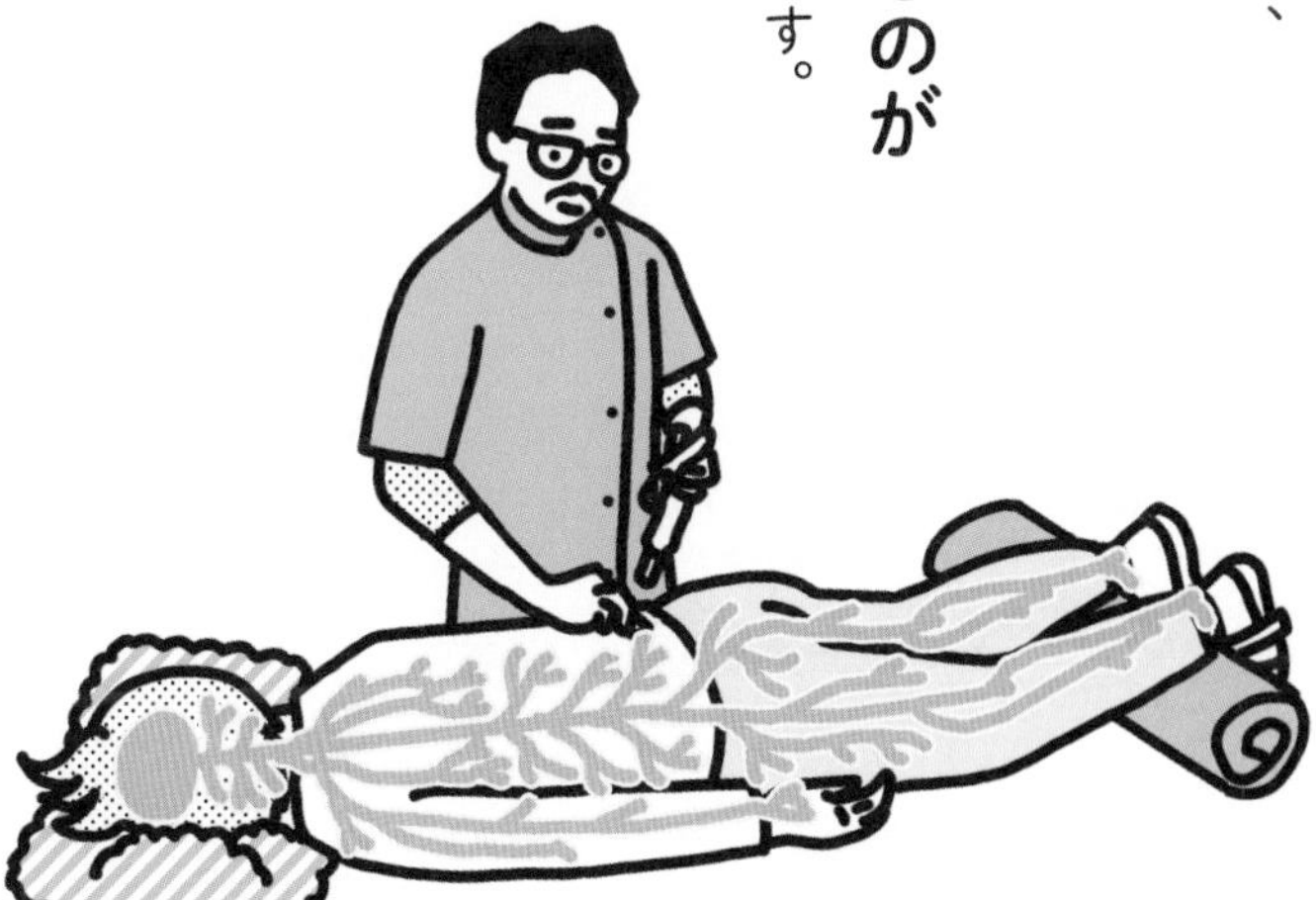

私が治療院を開業して実感したのが、
しつこい痛みや不調に悩む患者さんの多さでした。
なぜ、なかなか治らないのか——。
真の原因を探る中で行き着いたのが、「**脳バランス**」の考え方です。

そして、
脳バランスの考え方と、
アクティベータ・メソッドを
組み合わせることで、
すばらしいセルフケアが
可能になりました！

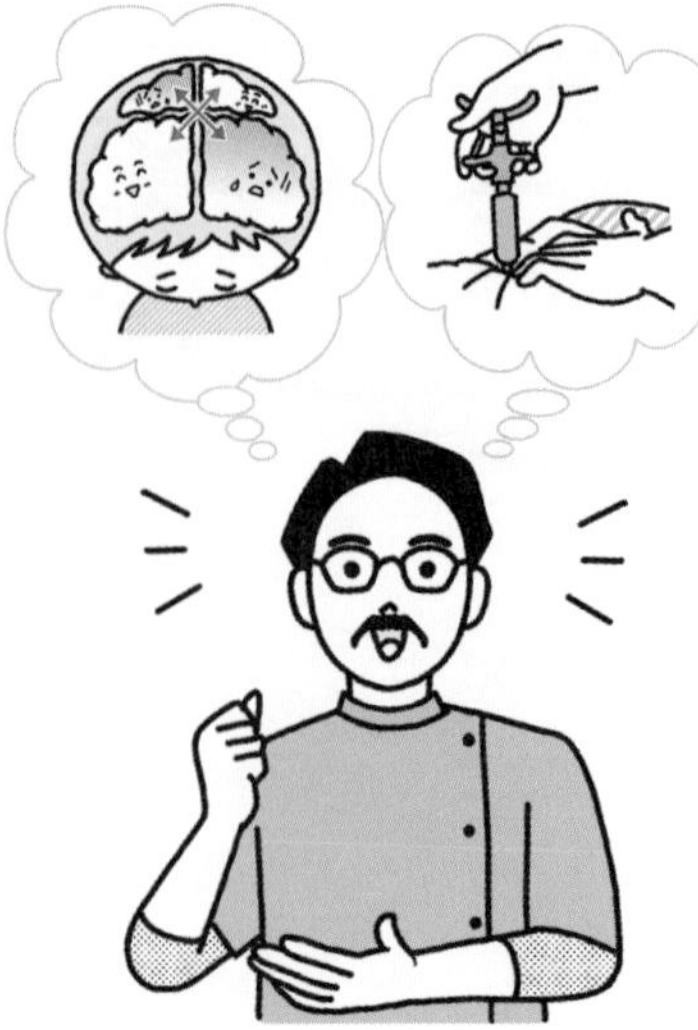

しかも、脳バランス体操はメンタルにも効果抜群です。

「思ったように体が動かない」
「今までできたパフォーマンスが急にできなくなった」
脳バランス体操は、そんなあなたを助けてくれます。

日本を代表するアスリートや歌手、俳優まで、
数々の著名人が当院を訪れる秘密も、この脳バランス体操にあるのです。

脳バランス体操を実践した人の声

歩けないほどの
股関節痛が消えて
通勤が楽々！
――Aさん（49歳・男性）

24時間続く
足裏のしびれが
消えた！
――Bさん（41歳・女性）

ひざ痛が完治し、
孫を抱っこして
歩ける！
――Cさん（63歳・女性）

うつから解放されて
心と体が
軽くなった！
――Dさん（66歳・女性）

不眠が完治して
薬なしで快眠！
――Eさん（58歳・女性）

頑固な
首・肩のこりが
その場で解消！
――Fさん（46歳・女性）

めまいなど
自律神経失調症
が次々と軽快！
――Gさん（36歳・女性）

指がスムーズに
動き、再び
ギターを弾けた！
――Hさん（59歳・男性）

できなくなった
テニスのフォア
ハンドが打てる！
――Iさん（24歳・男性）

イップスが治り、
歌手としての晴れ
舞台に戻れた！
――Nさん（27歳・女性）

更年期障害の
ホットフラッシュ
が治った！
――Pさん（53歳・女性）

痙性斜頸《けいせいしゃけい》の
症状が出なくなり
完治！
――Jさん（49歳・女性）

重度の**腰痛**が
消えてスタスタ
歩けるほど回復！
――Oさん（38歳・男性）

腰椎《ようつい》**すべり症**の
痛みが魔法の
ように消えた！
――Kさん（47歳・女性）

耳鳴りや
味覚障害など多く
の不定愁訴が解消！
――Lさん（50歳・女性）

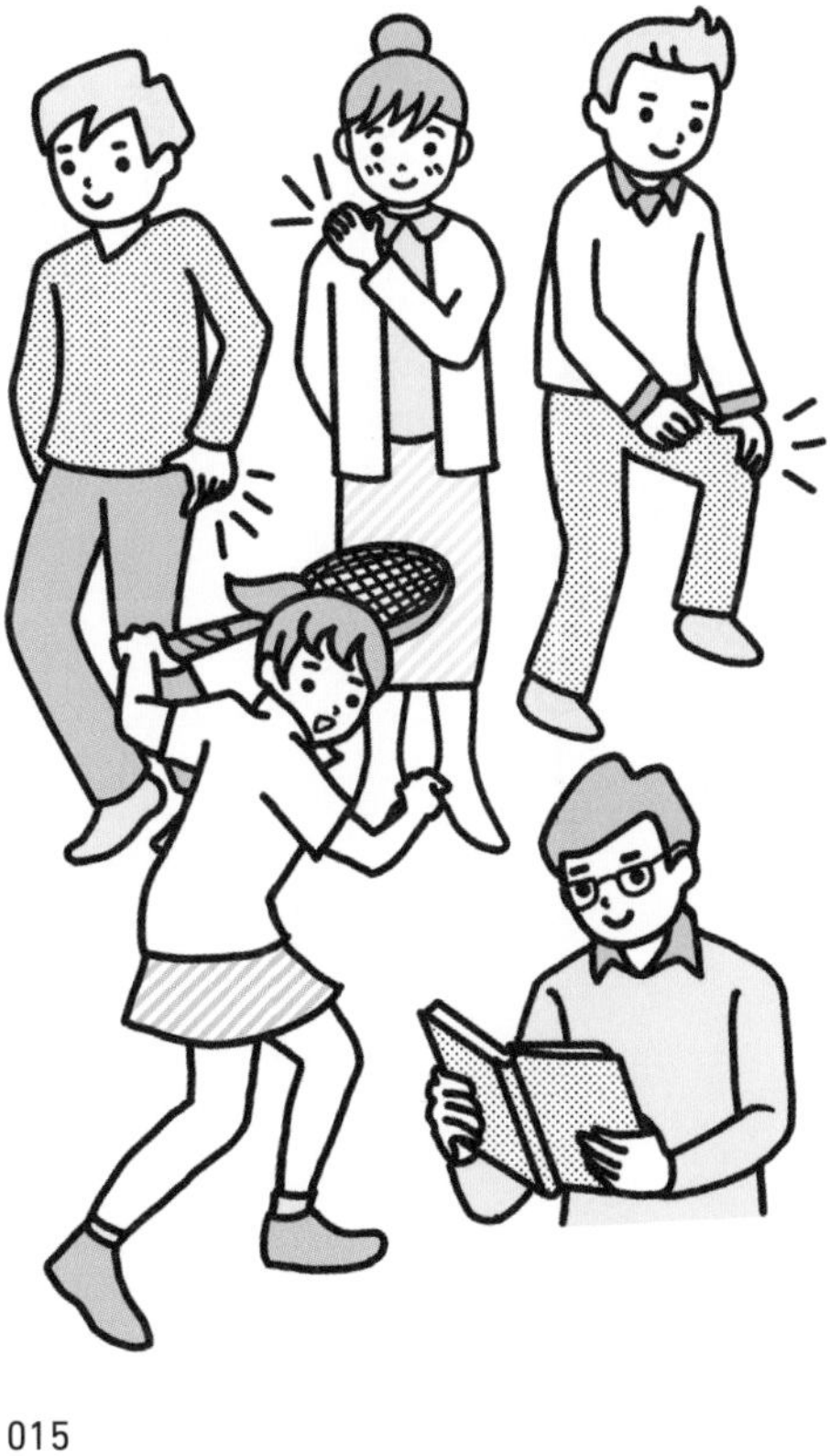

書痙《しょけい》が完治し、
手が震えずに
文字を書ける！
――Mさん（19歳・女性）

脳バランス体操は、とても簡単。
だから、毎日続けられます。

痛みや不調、イップスによく効くので、
つらい症状に悩んでいる人は、ぜひお試しください。

「あれっ？」「いつの間にかよくなっている！」

続けるうちに、体調の変化に気づくでしょう。

それは、奇跡でもなんでもありません。
あなたの脳がもたらした成果なのです。

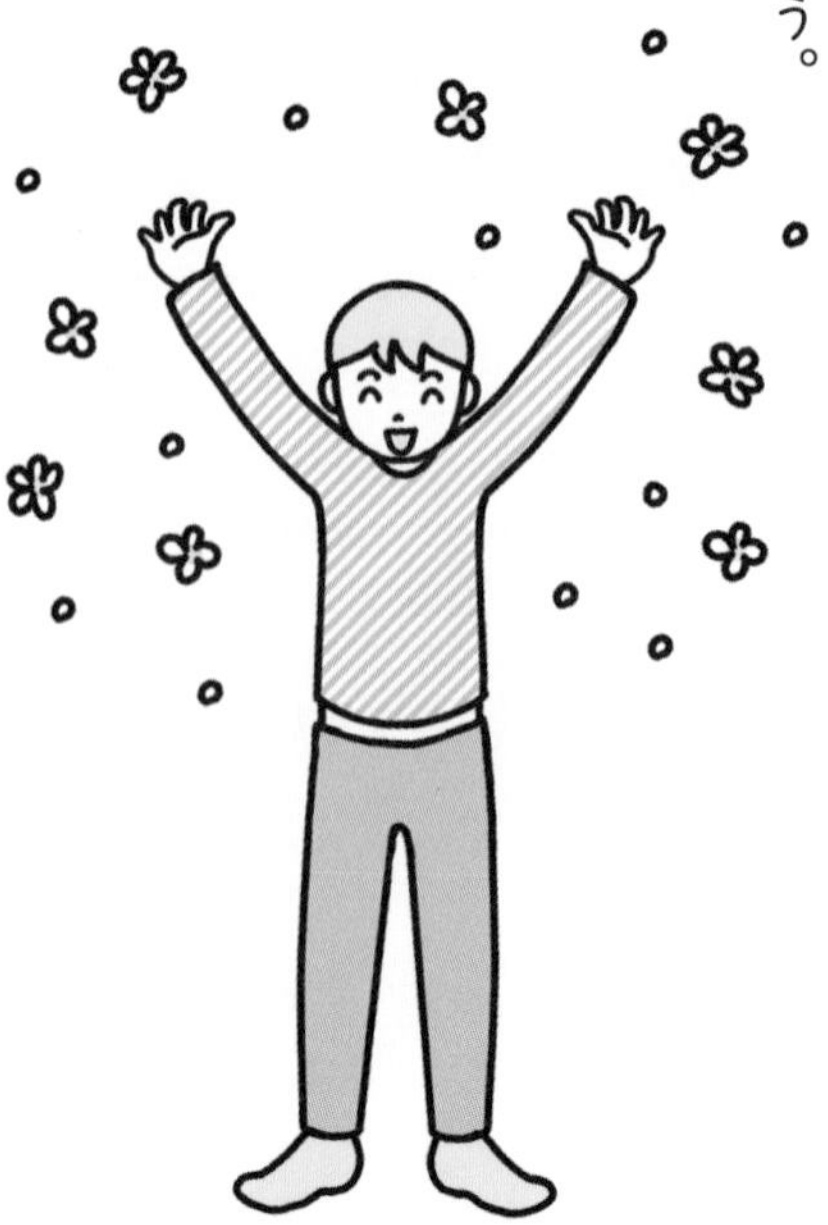

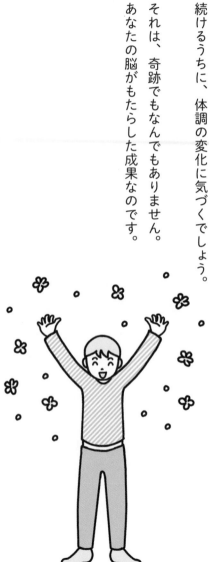

はじめに

腰痛やひざ痛などの慢性的な痛みは、整形外科にかかっても、なかなかよくならない人が少なくありません。

また、不眠やめまい、耳鳴りなどの不定愁訴も、長年にわたって苦しんでいる人がたくさんいます。

私は、こうした症状に悩む人のための治療法を研究してきました。

なぜ、慢性化した痛みや不調は治りにくいのか――。

この根本的な問いに対して私の出した答え、それが、**「真の原因は脳バランスの乱れにある」**という考え方でした。

体の変化として顕著に現われやすいのが、**右脳と左脳の働き方の差**です。

私たちの脳には右脳と左脳があり、両者はそれぞれ、さまざまな脳機能を役割分担し、違う仕事を担っている。

皆さんも、このことをご存じでしょう。

ところが、なんらかの理由から、右脳の機能が左脳よりも低下してしまうことがあります。

逆に、左脳の機能が低下し、右脳よりも働きが弱っていることがあります。

あるいは、左右の脳機能が全体として低下していることも。

こうした脳機能のバランスの乱れが、体や心の不調を引き起こし、それを悪化させる隠れた要因となっているのです。

患者さん本人はまったくそれを意識していないので、脳機能のバランスの乱れについては、具体的なケアがなされていません。

整形外科での治療や、整骨院などの施術《せじゅつ》で、いったん状態がよくなったかに見えても、脳バランスが乱れたままなら、しばらくすると、あるいは数日たたないうちに、症状が再発・悪化することになります。

そのバランスの乱れを取り戻すために、**脳に適切な刺激を与えることで低下した脳機能を回復させると、しつこい症状がよくなっていきます。**

筋肉や骨格というものも、すべて、脳からの指令によってコントロールされています。

脳バランスの乱れが回復していけば、正しい指令が筋肉に行き渡り、体は自然に快方へと向かっていきます。

そもそも私たちには、そうした自然治癒《ちゆ》の力が備わっているからです。

当院では、**この考えにもとづき施術を行い、セルフケアである「脳バランス体操」を実践していただいたところ、患者さんの慢性症状が次々に改善し始めた**のです！

脳バランス体操が有効だと考えられる症状には、主に、次のようなものがあります。

【脳バランス体操が勧められる主な症状】

- 腰痛（慢性腰痛、腰部椎間板ヘルニア、腰部脊柱管狭窄症など）
- ひざ痛　股関節痛
- 首痛、首のこり、ストレートネック　五十肩、肩こり
- 背中痛、背中のこり　手足のしびれ
- 足の不調（足首痛、足底筋膜炎など）　ひじ痛、テニス肘・ゴルフ肘
- 頭痛、片頭痛　耳鳴り、めまい
- イライラ、動悸、ホットフラッシュなどの不定愁訴
- 慢性疲労　うつ
- 不登校
- ゴルフのパターが打てない　野球のボールが投げられない
- 字を書くときに手が震える
- 声が出にくい、のどの詰まり　歌が歌えない

症状を区分けすると、おおよそ次のようになります。

①筋・骨格系（腰痛やひざ痛、股関節痛などの慢性痛）
②自律神経系（自律神経失調症や更年期障害などの不定愁訴）
③イップス系（イップスや、それに類する障害）

この3系統の病は一般的に、まったく違う原因によって生じる、別種の症状・疾患と見なされているでしょう。

その見解を否定するつもりはありません。

しかし私自身は、その見解を肯定しつつ、また、別の見方が必要なのではないかと考えています。具体的には、次のような発想です。


これらの症状・疾患の背景には、同じ現象が起こっている。

慢性痛や不定愁訴はもちろん、イップス（スムーズにできていた動作ができなくなる運動障害）という症状の背景にも、脳バランスの乱れがあるのではないか――。

私はそう考え、脳バランスの考え方をイップスの治療にも当てはめたところ、治りにくかったイップスが、やはり治り始めました。

巻頭カラーでも触れましたが、臨床実績において驚くほどの成果をもたらしている施術法の核心が、**脳バランスの考え方と、脳バランス体操**です。

そのベースとなっているのは、カイロプラクティックの注目技法。カイロプラクティックとは、アメリカで開発された手技療法です。

いわば、〝アメリカ版の整体〟と考えるとわかりやすいでしょう。

このカイロプラクティックの中でも、近年、日本でも広まり始めている重要な技法があります。

それが、**「アクティベータ・メソッド」**です。

カイロプラクティックのカイロは「手」、プラクティックは「技術」を意味します。

カイロプラクティックと聞くと、手技による背骨の矯正《きょうせい》がメインの施術法と考える人も多いでしょう。

しかし、アクティベータ・メソッドでは、手の代わりに**アクティベータという振動機器**を使って刺激します。

アクティベータで、患部に痛みやしびれなどの症状を引き起こしている神経系に有効な振動刺激を与えるのです。

神経系に振動刺激を与えることで、不快症状を引き起こしている神経の流れの滞りを改善します。

神経の流れがよくなれば、症状も自然とよくなってきます。

これが、アクティベータ・メソッドの治療原則です。

アクティベータ・メソッドに治療指針を与えるものが、**「下肢長《かしちょう》反応検査」**です。

下肢長反応検査とは、筋肉の反応を調べながら脚（下肢）の長さの左右差を見ることで、体のどこに異常があるかを客観的に評価しようとする検査法のこと。

いわば、**体に直接問いかけることで、客観的にどこが悪いかを正確に突き止めるこ**とができるのです。

アクティベータ・メソッドを活用することで、カイロプラクティックは以前よりも効率的に、かつ正確に、患者さんを治療できるようになりました。

現在、アクティベータ・メソッドは、**アメリカやカナダなどのカイロプラクターの間で幅広く受け入れられ、活用されるようになっています。**

このアクティベータ・メソッドの検査法・刺激法のコンセプトが、脳バランス体操に取り入れられているのです。

脳バランス体操は、そのコンセプトにしたがって、**不調部分のチェックと、脳バランスの調整**を行います。

その考え方、及び、体操の実践法を、本書ではできるだけコンパクトにまとめて、わかりやすく提示したいと考えています。

冒頭でも触れたとおり、なかなか治りにくい痛みや不調、イップスを根治させるにはどうしたらいいか、私は自分の治療院を開いて以来、それを真剣に探求してきました。

よさそうな施術法や治療法があれば、出かけて行ってセミナーに参加し、先輩に教えを請い、勉強・研究し、試し続けてきました。

その成果として生まれたのが、本書で紹介する脳バランス体操です。

さまざまな研究から着想のヒントを得て、試行錯誤をくり返しながら治療の実践を重ねてきた結果として、脳バランスの考え方が私の中でしだいに組み上げられていったと言えるでしょう。

脳バランス体操が皆さんの不調をきっとよくしてくれると、私は確信しています。

次のような人たちに、ぜひ試していただきたいのです。

- **しつこい痛みや不調がある人**
- **薬や手術では症状が消えない人**

- **検査をしても「原因不明」「異常なし」と言われた人**
- **症状は年のせいだから（治らない）と言われた人**
- **薬に頼らず、できれば自分の力で治したい人**
- **イップスや、それに類する症状に悩んでいる人**
- **プレゼンや商談などで緊張しがちな人**
- **自分の心と体に自信が持てない人**
- **仕事や日常生活のパフォーマンスを上げたい人**

あきらめることはありません。「自分はダメだ」などと思い込むこともありません。脳バランス体操なら、こうしたお悩みに対応できます。

また、ここに列挙したほどではない、**軽度の症状や、中程度までの症状の人にも、当然ながら、脳バランス体操は勧められます。**

まず第1章では、脳バランス体操で症状がよくなった人たちの体験例を紹介しましょう。

実例に触れながら、脳バランスの基本的な考え方と、脳バランス体操がどのようなものかを知っていただく構成になっています。

では、さっそく始めましょう！

石井堂クリニカルオフィス・石井堂街の接骨院代表　石井克昇

不調が消え去る脳バランス体操　目次

第1章

脳バランスを整えたらつらい症状がなくなった！

第2章

右脳と左脳のアンバランスが不調を生む

第3章 あなたの脳バランスを今すぐチェック！

第4章 1日3分！ 脳バランス体操のやり方

第5章 なぜ脳バランス体操で不調が消え去るのか？

第6章
体操の効果を上げる7つの習慣

ブックデザイン　菊池 祐
本文DTP　荒木香樹
装画&3・4章イラスト　どいせな
巻頭カラー&1・2・5章イラスト　橋爪かおり、i and d company
構成　速水千秋
編集協力　吉田浩（株式会社天才工場）、秦まゆな
校正　東貞夫
編集　河村伸治

第1章

脳バランスを整えたら
つらい症状がなくなった！

股関節痛で歩けない会社員

痛みが消えて通勤が楽々！

この章では、当院に通い、脳バランスを整える施術を受けるとともに、自分で脳バランス体操を行い、症状が大きく改善したエピソードを紹介します。

治りにくい痛みや不調、イップス（それまでスムーズにできていた動作が思いどおりにできなくなる運動障害）がどのようによくなっていくか、複数の事例を挙げて示していきましょう。

最初に、**しつこい痛みのエピソード**から。

慢性腰痛や股関節痛、手足のしびれなど、整形外科で診てもらっても改善が見られない例はたくさんあります。

脳バランス体操の大きな特徴は、こうした慢性的な痛みに対しても早々に効果の現れることが多い点です。

脳バランス体操を続けると、多くの人が1～2カ月で目立った改善を示します。

Aさん（49歳・男性）は会社員。ひと月ほど前から、**左股関節が痛み、歩行困難**になっていました。

整形外科では、腰部椎間板ヘルニアの診断を受け、牽引《けんいん》などの治療を受けていました。しかし、いっこうに痛みはなくならず、当院にやってきました。

Aさん　「痛くて歩けないんです。担当医からヘルニアの画像を見せられました」

石井　「確かにヘルニアがあるのは間違いないのでしょう。しかし、だからといって、そのヘルニアが、痛みの原因とは限りませんよ」

Aさん　「そうなのですか？」

石井　「痛みの真の原因は、実は、そこ（ヘルニアの飛び出た部分）にはないのです」

Aさん　「……？」

Aさんには、脳バランスを確認するための、いくつかのテスト（第3章で紹介）をしていただきました。

右脳と左脳のいずれかに、もしくは、その両方に機能低下が起こっていると、それがさまざまな痛みや不調を引き起こします。

小脳は運動機能の調節をつかさどり、運動をスムーズに行う手助けをしています。

この**小脳の働きを活用して、脳機能をチェックすることができます。**

テストの結果、Aさんには左の小脳に機能低下があることがわかりました。

左の小脳に機能低下があるということは、**大脳から出た神経は左右に交差しているため、Aさんの場合、右脳に機能低下が起こっている**ことを表します。

続いて、アクティベータによる施術《せじゅつ》です。

後にまた詳しく説明しますが、**アクティベータ・メソッドは、カイロプラクティックの重要な技法**の1つ。刺激にはアクティベータという器具を用います。

Aさんのケースでは、アクティベータによって、初回から劇的な効果がありました。

「痛みが減りましたよ。歩けます、ほら!」

会社に通えないと訴えていたAさんが、施術後その場で歩いて見せたのです。
その後、脳バランス体操を自宅で続けてもらいました。

Aさんは若い頃、交通事故に遭っていました。おそらく無意識のうちに、ケガした左足をかばうようになっていたはずです。

無意識にかばっていると、普段から左足を使う機会が相対的に少なくなります。これによって、かばっている足から脳に入る刺激が大きく減少します。

それが長年続くと、しだいに脳バランスが乱れていき（Aさんの場合は右脳の機能低下）、その乱れが筋肉の不具合を引き起こして、痛みを生み出していたと考えられます。

この左右のバランスの乱れを解消しないと、慢性痛はなかなか消えません。

つまり、**真の痛みの原因は脳機能にあり、そこを変える必要がある**のです。

Aさんの場合、**3日めには歩行が容易になり、10日後、歩けないほど痛かった股関節の痛みが解消。**極端に狭くなっていた股関節の可動域も広がっていました。

そして、**2カ月後に症状が完治。**脳バランス体操によって、今まで足りなかった刺激を入れることが脳バランスの回復を促し、痛みや可動域が改善したのです。

24時間しびれに悩む看護師

足裏のピリピリが消えた！

Bさん（41歳・女性）は、看護師。7年ほど前から、**左足のしびれ**に悩まされていました。

最初は、サンダルを履いたときに左かかとがしびれるだけでしたが、2年ほど前からは、**24時間しびれが続く**ようになりました。

症状がだんだん強くなっていることが、Bさんの不安をかきたてていました。朝の起き抜けは、症状はさほどではありません。しかし、動き始めると強まり、その強いしびれが1日じゅう続くのです。

しびれが気になり、Bさんは寝つきも悪くなっていました。

来院したときには、ほかに**両足のだるさや、腰痛**も訴えました。

Bさん　「整形外科では首と腰のヘルニアという診断でした。そのうえ、『このしびれは一生消えることはないでしょう』と言われてしまったんです」

石井　「脳梗塞の後遺症などを除いても、しびれの症状は治療に時間のかかることが多いのは事実です」

Bさん　「私のしびれは、もう治らないのですか？」

石井　「よくなるはずですよ。まず、脳バランスを調べてみましょう」

脳バランスの説明をした後、実際に調べてみると、Bさんは**左小脳に機能低下**がありました。

つまり大脳では、**右脳に機能低下が起こっている**ということです。

アクティベータで施術を行うと、すぐに変化が現れました。

施術後に、同じく脳バランスのチェックテストを行うと、施術前よりも、機能低下を示した左側が改善していたのです。

しかし、むろん、これは一時的な現象です。

時間がたつと、またバランスは乱れていくと予想されましたが、それはそれで問題ありません。

継続が肝腎。ひとたび低下しても、継続することでそれを引き上げ、底上げしていくのが大事なのです。

わかりやすく言えば、**脳バランス体操とは「アクティベータ・メソッドを、器具に頼らず、自分の身体を使って行う」**というものです。

脳バランスを整えるセルフケアを日々行うことで、脳の機能低下が着実に改善し、機能の高まった状態を定着させていくことができます。

私は、施術のかたわら、患者さんのカウンセリングも綿密に行います。

脳バランスの乱れに加えて、よくなることを妨げる要因が患者さんの中に隠されていることが少なくないからです。

脳バランス体操を続けて行い、脳のバランスを整えていくにつれて、患者さんは体の調子がよくなっていきます。

すると、**「気づき」が起こりやすくなる**のです。

気づきを通じて、心が軽くなることは、健康状態をさらにポジティブな方向へと押し上げてくれます。好循環が起こってくるのです。

Bさんは、職場でも、家庭でも、必要以上にがんばってしまっていました。それが彼女にとって、心身の大きな負担となっていたのです。

そんなにがんばらなくてもよいのだと認識できたことが、彼女にとって貴重な気づきとなりました。

「心の整理がついて、モヤモヤしていたのが、ストンと腑《ふ》に落ちました。それで、すべてを受け入れられるようになったんです」

2カ月ほどで、**一生消えないと言われていた足裏のピリピリ感がなくなりました。**

そして、**腰痛も改善し、2カ月ほどで完治**に至りました。

ひざ痛で階段も上れない主婦

孫を抱っこして歩ける！

2年前から、Cさん（63歳・女性）は**ひざ痛**に悩んできました。

体重が増えてきたので、減量のために運動を始めたところ、とたんにひざを痛めてしまったといいます。

ひざ痛はかなりひどく、**階段を上るのもつらい状態**でした。

実は、Cさんの息子さんは西洋医学の医師。その息子さん自身がアクティベータ・メソッドで不調を治してもらう経験をしていました。そんな経緯があって、Cさんは「アクティベータ・メソッドを受けたい」と当院にやってきたのです。

脳バランスのチェックテストで、片足立ちをやってもらうと、

Cさん「できません。まったく立てないです」

石井「右より、左足が弱いようです。たしかに3秒も立っていられませんね」

Cさん「私はもうダメなんでしょうか」

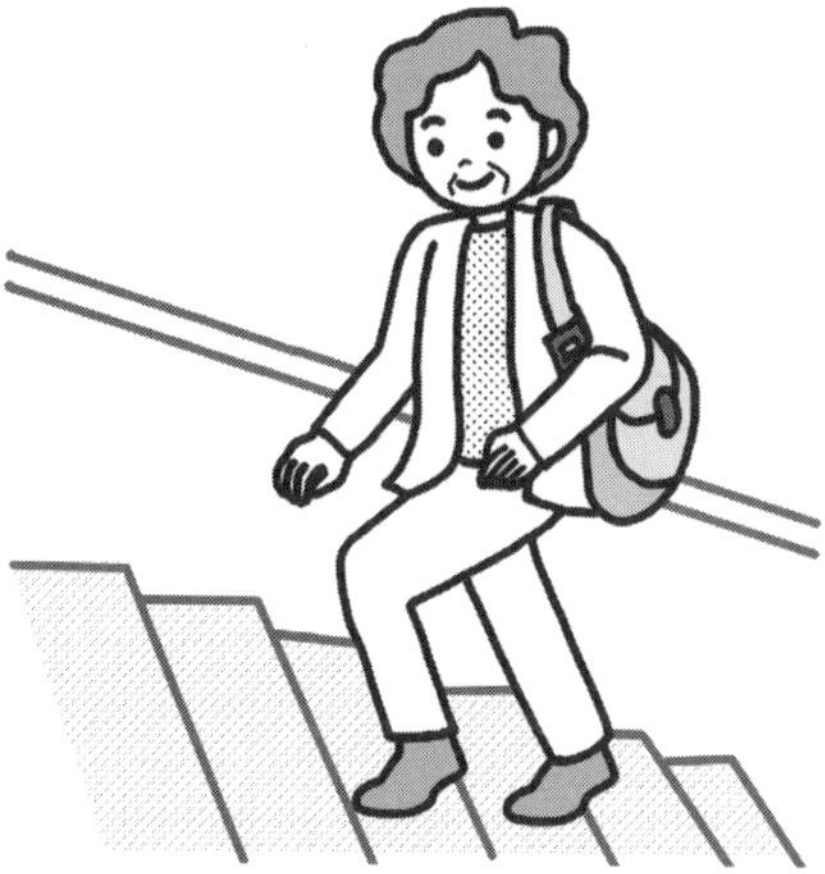

ひざ痛が治り階段の上り下りも楽々！

石井　「そんなことはありませんよ。脳は刺激を与えれば応えてくれますから」

Cさんは左足が弱く、３秒も立っていられない状態なので、**左の小脳の機能低下。**つまり、**右の大脳に機能低下が起こっている**と考えられました。

アクティベータによる施術後、Cさんには、特に片足立ちで少しでも長い時間立っていられるよう、練習してもらいました。

片足立ちなどの脳バランステストは、**テストであると同時に、低下した脳機能に刺激を与えるトレーニング**にもなります。

チェックテストを続けていけば、それが脳にとってもよい刺激になり、脳機能にもよい影響が及んでくるのです。

3日後に痛みが減少。 Cさんのひざの調子は1週間でだいぶ改善しました。そして、**半月後には、ひざはほぼ完治**に至りました。

先日、Cさんが「孫を抱いて7km歩いたら、ひざがまた少し痛い」と来院しました。それくらいの負荷をかければ、痛みが出ないほうが不思議。ともあれ、**お孫さんを抱いて7kmも歩けた**ことは、ひざの回復を示す証拠です。Cさんも、自分がそれだけ歩けたことに感激していました。今は、階段を上るのも全然つらくないようです。

心療内科でもうつが治らない女性

心と体が軽くなった!

続いて、更年期障害や自律神経失調症などの**しつこい不調**を取り上げましょう。

脳バランス体操は、慢性痛だけではなく、不定愁訴《ふていしゅうそ》にも効果を発揮します。

Dさん（66歳・女性）は**うつ状態**で、さまざまな症状に悩んでいました。**腰痛、背中のこわばり、肩こり、冷え、無気力、記憶力の低下**など。

Dさん「鍼《はり》も指圧も気功も試しました。でも、いずれも効果がなく、病院ではうつ病と言われました。うつ症状もよくなるのでしょうか？」

石井「脳のバランスが整うと、心も体も楽になってきますよ」

アクティベータによって施術を行うと、Dさんの体は楽になり、不安感の数値も減ってきました。

このように、体の調整はメンタルによい影響を及ぼします。

Dさんの場合も、不調の前提として、やはり脳バランスの乱れがありました。

脳のバランスが整ってくると、**2カ月で腰痛が解消。**

「治療院を訪れるまで、ずいぶん迷ったんですよ。でも、決心して来てみてよかったです。心も体もどんどん軽くなってきました」

背中の痛みもなくなり、さまざまな身体症状が消え、**メンタルも安定**しました。

ストレスによる不眠が続く主婦

薬なしで快眠できる！

うつだけでなく、更年期の自律神経の乱れからくる不定愁訴にも、脳バランス体操は効果的です。

Eさん（58歳・女性）は、主婦。

不眠で悩み、メンタルクリニックに通院して**睡眠導入剤を飲んでいました。肩こり、頭痛の症状も併発。**

当院に来る数カ月前に、Eさんは脳動脈瘤《どうみゃくりゅう》の手術を受けています。

そして、手術の前後から不眠が始まりました。

Eさん　「不眠は、脳の手術を受けたせいだと疑っていました。でも、担当の先生は『手術は無事に完了したし、脳には問題がないよ』と言うんです」

石井　「医師がそう言っても、やっぱり外科手術というものは、手術を受けた本人にとって大きなストレスとなりますからね」

Eさんの筋肉はガチガチに緊張していました。

おそらく、手術という大きなストレスが引き金となって、不眠などの症状が引き起こされていたのでしょう。

私は、脳バランス体操と同時に、皆さんに勧めていることがあります。

それが、**深呼吸とウォーキング**です。

ことに、メンタル的に不安定な人、あるいは、心身の疲弊の度合いが激しい人には、脳バランス体操と併せて、深呼吸とウォーキングを必ず習慣にしてもらうように勧めています。

この2つによって、極端な運動不足の状態を解消するとともに、心身を休ませることで健康効果が現われやすくなります。

Eさんにアクティベータで施術を行いつつ、ご自宅では脳バランス体操に加えて、深呼吸とウォーキングを続けてもらいました。

3週間ほどたつと、Eさんは感じていたストレスがやわらぎ、睡眠薬は使っているものの、以前よりも**すんなりと眠れる夜が増えてきました。**

そして**1カ月後、Eさんは薬なしで眠れる日が出てきました。**よい軌道に乗ってきたと言っていいでしょう。

首・肩の頑固なこりに悩む会社員

その場で症状が解消！

パソコンやスマホを仕事などで毎日長い時間使っていると、それが心身の負担となり、さまざまな不定愁訴を招きます。

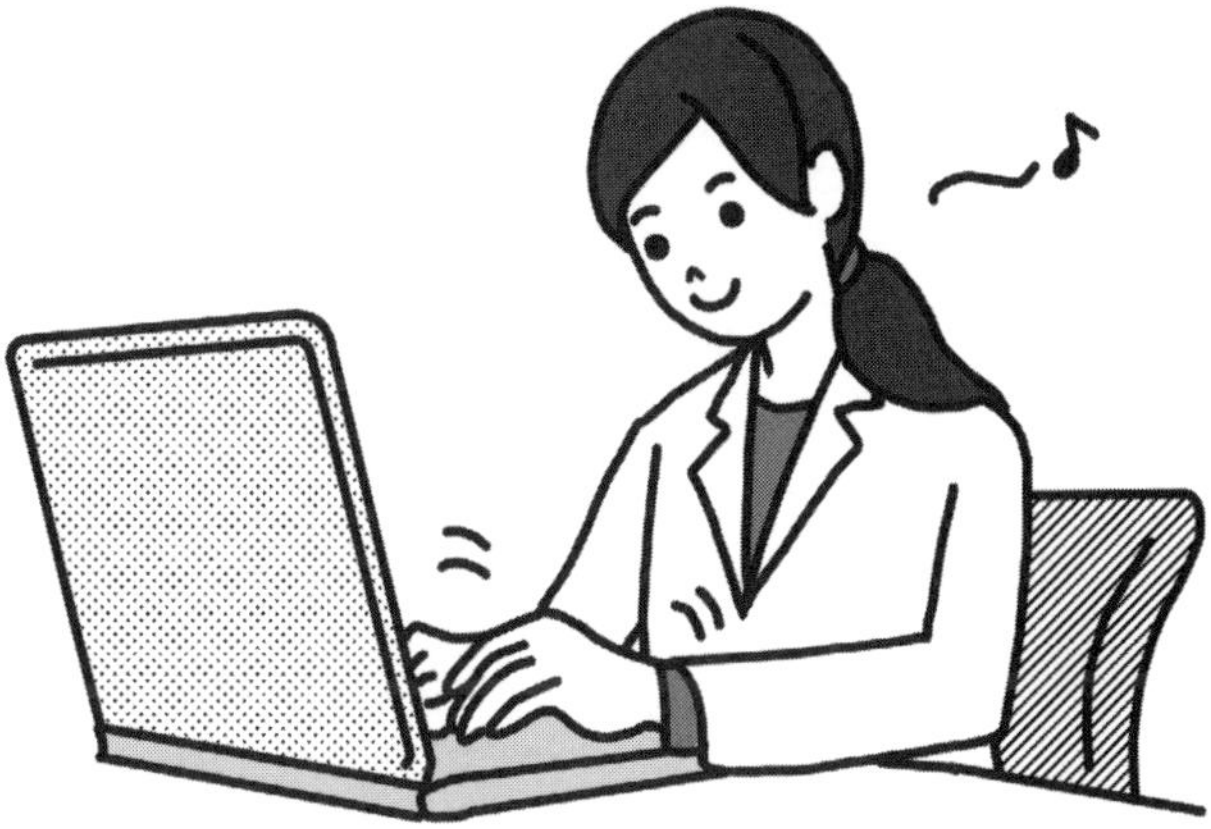

さまざまな不定愁訴が消え、仕事に集中できる！

Ｆさん（46歳・女性）も、そうした悩みを持つ1人でした。

仕事で1日じゅうパソコンを使っているため、いろいろな不定愁訴に悩まされるようになりました。

首痛、肩こり、手のしびれ、息苦しさを感じることもあったといいます。

つらくて、仕事を休まなければならない日も目立つようになっていました。

Ｆさん　「神経内科では、胸郭《きょうかく》出口症候群（首と胸の間を通る神経が圧迫されて、しびれなどが起こる病気）と言われましたが、薬を飲んでもよくならないんです」

石井　「バイバイテスト（第３章で紹介）

をやってみましょう。左側がうまく動いていませんね。左の小脳の機能低下、つまり、右脳の機能低下が起こっていると考えられます」

Fさん「よくなりますか？」

石井「神経の流れをよくして、脳のバランスを整えれば違ってきますよ」

初回の来院時に、アクティベータで施術を行いました。すると、それだけで**首痛と肩こりが解消。**

脳バランス体操を自宅で続けてもらうと、次の来院時も、Fさんの首痛と肩こりはなくなったままでした。ただし、しびれはまだ気になるとのこと。

3回めには、しびれが改善。今度は、**のどの詰まり**を気にされていました。

このように、1つ1つ症状を消去していけばいいのです。

ちなみに私の実感では、Fさんに限らず、**のどの詰まりを気にしている人は、意外に多い**ものです。

「病院に行くほどでもないけど、つらい」「診てもらったが、どこも悪くないと言われた」といった話を聞きます。

こうした微妙な不快症状に対しても、脳バランスを整えることが役に立つケースが多いのです。

Fさんはこうして脳バランス体操を続けながら、少しずつ気になる症状を克服していき、**2カ月後にあらゆる症状をほぼ完治できました。**

ひどい肩こり、首痛、頭痛、慢性疲労の予防のため、あるいは、すでに症状が出ている人なら症状の改善のために、脳バランス体操が役立つはずです。

めまいに悩む女性

自律神経失調の症状が次々と軽快！

めまいの症例もご紹介します。

耳鼻咽喉科を受診するも、医師から「どこも悪くない」と言われて、当院にやってくる患者さんも少なくありません。

めまいや耳鳴りの症状があると、自律神経の乱れによって、さまざまな不定愁訴に苦しむケースも多いものです。

Gさん（36歳・女性）は会社員。彼女も、そんな悩みを抱えた1人でした。**不眠、拒食、パニック障害（外出できない）**といった自律神経系の失調症状に加えて、**めまい、首こり、肩こり、肩甲骨の痛み、足のしびれ、冷え性**といった身体症状も起こっていました。過呼吸で、救急搬送された経験も。

内科と精神科に通い、薬を飲んでいましたが、症状はよくなりませんでした。

Gさんの場合、仕事のプレッシャーが不調の大きな要因となっていたのです。

脳バランスを調べると、**左の小脳機能が低下**。つまり、**右脳に機能低下がある**と考えられました。

アクティベータで施術を続けながら、脳バランス体操を続けて4カ月。

完治には至っていませんが、**つらい症状のまったく出ない日も増えてきました。**

「ずっと真っ暗な闇夜を歩いているようなものでした。ようやく目の前に光が見えてきた感じです」

脳バランスが整うとともに、自律神経の働きも調整されていきます。脳バランス体操を根気よく続けていくことで、症状が1つ1つ取れていくのです。

指がスムーズに動く！

ギターが弾けなくなったギタリスト

続いて、典型的なイップスの例を見てみましょう。

Hさん（59歳・男性）はプロのミュージシャン。大物演歌歌手などのバックバンドでギターを弾いています。

ある日。ギターを弾こうとすると、指が思うように動かなくなりました。

「本番が恐怖だったよ。怖くて仕方なかった。プロとして長年やってきている俺が、ギターを弾けなくなっちゃったんだから」

Hさんは、まともにギターを弾ける自信がなかったため、大物演歌歌手のオファーも断らなければならない状態まで追い込まれていました。

ギターが弾けないままでは、仕事を失ってしまうため放っておけません。インターネットで、イップスの治療を行う当院を知り、助けを求めてやってきたのです。

当院には、著名人以外にも、イップスに悩む患者さんが多数来られます。

まずは脳バランスのチェックテストを行い、脳機能の状態を確認したうえで、治療方針を決めます。

Hさん 「俺は糖尿病なんだけど、数値が悪くなると、神経がやられちゃうんだろ」
石井 「それはどうでしょうか」
Hさん 「糖尿病の先生も、そう言ってたよ。違うのかい?」
石井 「では、調べてみましょう」

Hさんの場合、脳バランスを調べてみると、**両方の小脳機能が低下**していました。

これは、つまり、**大脳機能が全体として低下している**ことを示しています。

小脳の機能低下が片方にだけ起こるのではなく、左右に起こることも珍しくありません。

だからといって、それが回復できない状態というわけではありません。脳の機能というものは、かなり低下していても、根気よく刺激を与えることで回復する可能性がじゅうぶんにあるからです。

実際に、アクティベータ・メソッドを行うと、Hさんの指はすぐにスムーズに動くようになりました。

「糖尿病のせいで、自分は指が動かなくなってしまった」

こうした学習をしていると（言い換えれば、そうした思い込みが強ければ強いほど）、本来なら治るはずのものも治らないのです。

イップスを改善するために、**カウンセリングによって間違った思い込み（学習）を書き換えることが必要なケース**もあります。

Hさんのケースでは、「糖尿病によって指が動かなくなったわけでは決してない」と学習し直すことも必要でした。

脳バランス体操と、カウンセリングのフォローによって、Hさんの状態はみるみるよくなっていきました。

2回の施術と脳バランス体操で、ほぼ完治。

Hさんは、次の本番に臨みました。その演奏は「100点満点の出来！」と、3回めの通院時にHさんがうれしそうに報告してくれました。

ちなみに、Hさんにはひざ痛もありましたが、その痛みも改善していました。右肩の可動域も狭くなっていたものが、広がりました。

彼はニコニコと笑って言いました。

「先生、不思議だねえ。ほんと、すごいよ」

イップスに悩むテニスプレーヤー

苦手意識が消えた！

次のイップスの例は、一般の人です。

Ｉさん（24歳・男性）は、会社員。

テニスをするときに、フォアハンドが打てなくなって困っているという悩みでした。

脳バランスを調べると、**右の小脳機能に低下**が見られました。つまり、**左脳に機能低下**が起こっているということです。

アクティベータの施術を行いつつ、脳バランス体操を実践してもらいました。

Ｉさんには、「自分はなんでもうまくこなせる」という意識がありました。要するに、プライドが高いところがあったのです。

自分はなんでも完璧にこなさなければならないという意識が、イップスを引き起こす一因となっていました。

改善のためには、そのような自分のあり方を認め、受け入れることが重要です。

それと併せて脳バランスを整えると、**イップスはスムーズによくなっていきます。**

Ｉさんの場合、たった2回の施術でイップスは解消しました。

「おかげさまで、意識しなくても体が自然と動かせるようになりました。でも、これは絶対に自分1人では治せなかったですね」

痙性斜頸が治らない保健師

症状が出なくなり完治!

「一生、私の首はこのままなのでしょうか?」

不安を訴えたのは、Jさん(49歳・女性)。保健師をしています。

Jさんは1カ月前から、**首が左を向いてしまう**という症状に悩んできました。特に、起床時には症状が強く出るのだといいます。

大学病院や専門病院などで診てもらったところ、**痙性斜頸**《けいせいしゃけい》の診断でした。

痙性斜頸とは、首や肩の周囲の筋肉が意思とは関係なく収縮し、それによって頭、首、肩などが不自然な姿勢を示してしまう病気です。

自分の意思とは関係なく筋肉が収縮する「ジストニア」が、首や肩に生じたものと考えることもできます。

Jさんは、さまざまな治療を受けていましたが、よくなりませんでした。

「首がいつ左を向くかわかりませんし、症状が出るのが怖いんです」

脳バランスを調べると、**右の小脳の機能低下**がありました。つまり、Jさんの場合は、**左の大脳に機能低下**が起こっていると考えられます。

脳バランス体操を続けてもらいながら、通院時には、アクティベータによる施術を行いました。

1カ月後、Jさんが言いました。

Jさん　「首が安定してきました。でも、まだ不安があるんです」

石井　「それは、不安にさせるものが、あなたの中にあるということですね」

カウンセリングによって、Jさんにさまざまな悩みがあることがわかりました。

親に経済的な心配をかけたくないと思っているにもかかわらず、今回の病気で休職してしまい、迷惑をかけているというジレンマ。

こうした悩み事も、痙性斜頸の症状を改善させる際の大きなハードルとなっていました。

しかし、脳バランス体操を続けて、首の調子がよくなってくると、Jさんの考え方もしだいに前向きに。

そして**2カ月で、症状が消えて完治しました。**

＊　＊　＊

このように、脳バランスを整えることによって、腰痛やひざ痛などの慢性痛から、うつ、不眠、めまいなどの慢性的な不調、そしてイップスや、それに近い障害などがよくなっていきます。

次章では、治りにくい症状が生まれる原因を考えてみましょう。

第2章

右脳と左脳のアンバランスが不調を生む

イップスに悩む著名人が治療院に続々と訪れる

私の治療院、石井堂（代田橋本院）は、東京・杉並区にあります。最寄り駅を降りて甲州街道を渡り、7〜8分ほど歩いた商店街の中ほど。見た目から言えば、ごくごく普通の町の治療院。ほかのところと比べて、大きく違っている点はないでしょう。

ここで私は、柔道整復師などの資格で患者さんの施術に当たっています。見た目こそ、よそとほとんど変わりませんが、当院には他の治療院にはない特色が2つあると考えています。

【2つの特色】

①イップスを治療対象にしている

②慢性的な痛み・不調に対する特効治療を行う

まず1つめは、イップスを治療対象としている点。

イップスにはいろいろな定義がありますが、ここでは最もわかりやすく、以下のようにしておきましょう。


イップス＝スポーツなどの特定の局面で、今まで普通にできていたはずの行動ができなくなる運動の障害

最もわかりやすいのが、ゴルフのパターです。

パターを打とうとすると、とたんにガチガチに緊張してしまって、思うようにボールが打てなくなる。

緊張するまいと思えば思うほど、体がこわばり、結局、失敗をくり返す。こうした症状です。

イップスの治療を看板に掲げている治療院は、それほど多くありません。

そのため、当院には、以下のようなイップスの症状に悩む著名人たちがたくさん訪れます。

・ギターが弾けなくなったギタリスト
・パターが打てなくなったゴルファー
・ボールが投げられなくなった野球選手
・声が出なくなった声優
・歌えなくなったボーカリスト

プロゴルファーがパターを打てなくなったり、プロ野球選手がボールを投げられなくなったりするなど、その動作自体を本職として行う人にも、イップスは起こりえます。

また、スポーツに限らず、歌手や声優といった職業なら「声を出す」「歌を歌う」といった行動に支障をきたすこともあります。

イップスはいったん発症すると治りにくく、「どうして、こんなことになってしまったのか」と当人も当惑するばかり。

また、イップスの症状は、同業の仲間などには気軽に相談しにくいこともあって、いよいよ悩ましいことになります。

先に挙げたようなプロの人たちに限らず、一般の人も、イップスに悩まされるケースは想像以上にたくさんあります。

さらに、イップスの範囲をもう少し広げて、日常的に〝イップス的な症状に悩む人〟となると、さらにその数が増えることになります。

文字を書くときに手が震えてしまって書けない（書痙《しょけい》）、目を開けていられない（眼瞼痙攣《がんけんけいれん》）、階段が恐くて下りられない（階段恐怖）などの症状です。

私がイップスや、イップスに近い症状を治療対象とし始めたのは、2018年のことになりますが、そのうち、インターネットや口コミで当院の評判を聞きつけた患者さんが多数訪れるようになりました。

インターネットで「イップス」と検索すれば、当院の名前をすぐに見つけることができるでしょう。

先に挙げたようなプロフェッショナルの人たちも、当院を訪れて私の施術を受けています。

その結果、ギタリストはギターが以前のようにスムーズに弾けるようになり、ゴルファーはパターが打てるようになり、野球選手はボールが投げられるようになり、声優は声が出るようになり、ボーカリストは歌えるようになりました。

このように、**イップスに特化した治療を行っているところが、当院の特色の1つ**と言えます。

この難治性のイップスに対して、大きな成果をもたらしている治療法こそ、本書で紹介する脳バランスの考え方であり、その実践編である「脳バランス体操」です。

病院や整骨院でもよくならない慢性症状

ただし、私がここで強調しておきたいのは、「著名人のイップスが治った」という事実ではありません。

すでにお話ししたとおり、私は、イップスに悩む人たちのためだけに脳バランス体操を考案したわけではありません。

脳バランス体操は、そもそも**多くの慢性症状に悩む人たちのために考案されたもの**です。

しつこい痛みなどに悩まされている人は、まずは整形外科を受診するケースが多いでしょう。

整形外科では、検査を受け、レントゲンやＭＲＩなどの画像や血液検査のデータにもとづいて、さまざまな治療を受けることになります。

残念なことに、整形外科での治療によってスッキリと治る人は、あまり多くはありません。病院を変えてもよくならず、治療院などの門を叩く人がたくさんいます。

整形外科ですんなりと症状が治ってしまうなら、町にこれほど多くの鍼灸《しんきゅう》院や整骨院などが乱立しているはずがありません。

治療院がこれほどたくさん存在しているということ自体、慢性化した痛みや不調を

治せずに困っている人が多いことを示しているのです。

私自身、自分の治療院を開業すると、こうした現状を、身をもって知ることになりました。

ちなみに、私が柔道整復師になろうと考えたのは、高校時代のことでした。格闘技が好きだった私は、高校に入ってから柔道を始めました。柔道をやっていくうちに、接骨院の先生になることを決意します。

東京・練馬区にある東京柔道整復専門学校に入学し、ここで国家資格を取得し、卒業。柔道と勉強に励み、成績優等賞として、柔道整復医学会から賞をいただきました。

卒業後は、創業100年を超える老舗、浅草の深井整骨院に弟子入り。深井整骨院は、昔ながらの整骨院で、外傷に強いという大きな特徴がありました。おかげで多くの外傷の患者さんを施術《せじゅつ》することができました。

その後、新宿に新規開業する整骨院の院長を経て、24歳のときに現在の地に自分の整骨院を開きました。

開業後しばらくして、私は痛感しました。

治りにくい痛みや不調を抱える人がこんなにいるのか！

実際に私は、自分の治療院に訪れる慢性症状に悩む患者さんたちと接して、どうしたらよいかを自問自答するようになりました。

同じ施術で治る人と治らない人の違いとは？

ことに私がこだわったのは、次の疑問でした。

同じ症状の人に同じ施術をしても、治る人と治らない人がいるのはなぜか？

答えはすぐに見つかりませんでした。

その間も、10以上の整形外科や治療院を巡っても治らなかった腰痛の患者さんや、整形外科の医師から「あなたのしびれは一生取れない」と宣告された患者さんなどが訪ねてきます。

そこで、古来の健康法から、最新の治療法やコーチング理論、脳科学の知識等々までを勉強・研究し、さまざまな治療法・施術法などのセミナーにも参加して、いいと思うものを探し続けました。

その中で、私自身の進むべき方向性を示してくれた、いくつかの注目すべき治療法に出合いました。

それが、カイロプラクティックの重要技法である**「アクティベータ・メソッド」**だったのです。

短距離界の世界的スターも体のケアに活用

カイロプラクティックは、1895年に、アメリカのダニエル・デビッド・パーマーが始めた手技療法です。

創始されたのが19世紀の末。１００年以上の歴史を有する治療法ということになります。

発祥国のアメリカをはじめ、カナダやＥＵ諸国など、世界で約10万人のカイロプラクター（カイロプラクティックの有資格者）がいます。

カイロプラクティックについては、背骨を手技でポキポキと鳴らし、背骨のズレを矯正することで症状の改善を目指す、といったイメージを持っている人も多いかもしれません。

しかし、**背骨をポキポキと鳴らすかどうかは、重要ではありません。**

私たちの体は、脳からの指令が神経を介して体の各部に伝えられることによって、健全にコントロールされています。

カイロプラクティックでは、私たちの不調や痛みの原因について、体の各部へと伝わっていく神経の流れがどこかで滞り、スムーズに流れていないことに起因すると考えます。

つまり、その**神経の流れの悪いところを特定し、神経を正常に働くようにする**ことが、カイロプラクティックの施術です。

それまでのカイロプラクティックでは、手技によって背骨に働きかけ、神経の流れを整えていました。

その手法に大きな変革が起こりました。

それが、**「アクティベータ・メソッド」**(Activator Method) です。

この施術法は、カイロプラクターであった、故ウォーレン・クレメンス・リーと、アーラン・ウィリアム・ファーが創始した手法です。

人間の手の代わりに、アクティベータという機器を使って、背骨や関節に振動刺激を与えます。

アクティベータが与えるのは、「バチン」という一瞬の刺激。

これで効果があるのかと不思議に思う人もいるかもしれませんが、痛みやしびれを引き起こしている神経の流れに直接働きかけるため、最速で効果が現われます。

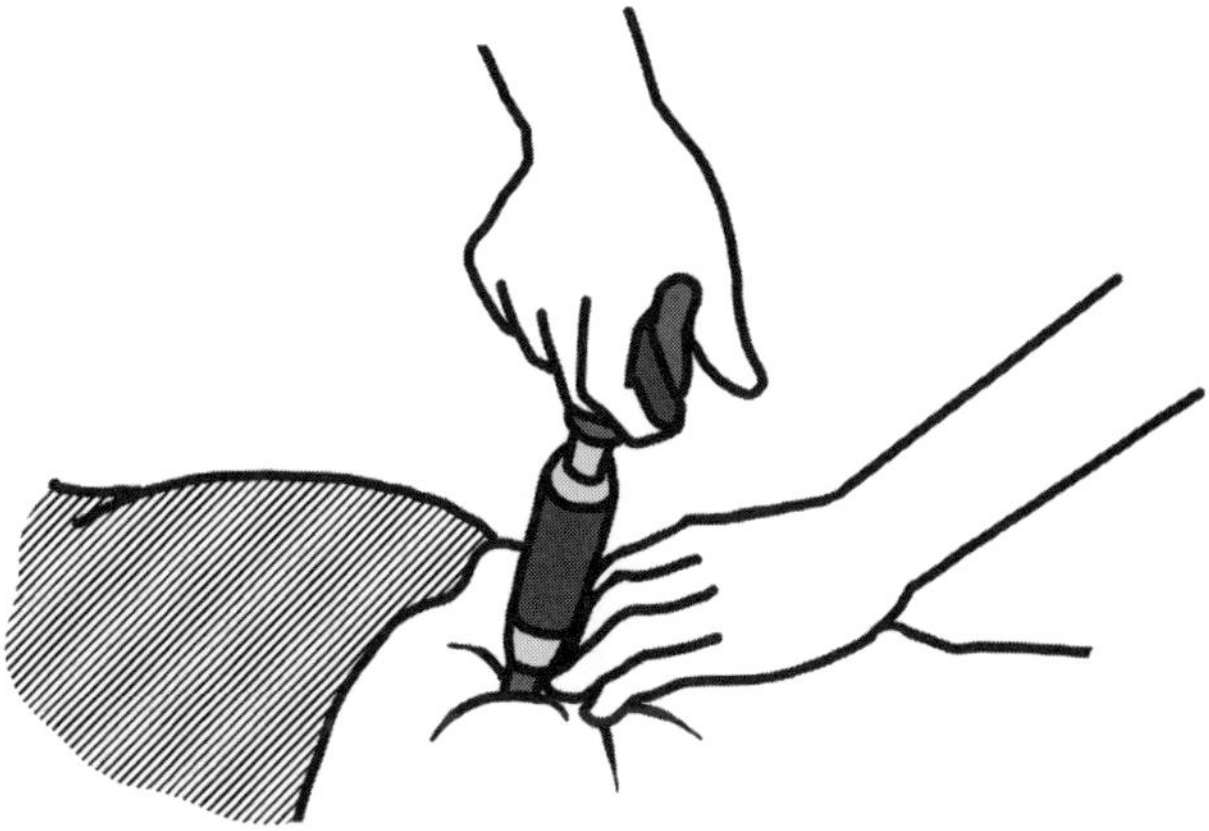

アクティベータという振動機器による刺激で神経の流れを整える

アクティベータは、手よりもはるかに正確に、効率的に神経の流れを整えることができるのです。

短距離界の世界的スターである**ウサイン・ボルト選手**も、アクティベータ・メソッドで体のケアを行っていました。

ただし、アクティベータ・メソッドは、単純に手の代わりに、振動機器を使うだけではありません。

施術は、必ず正確な検査とセットになっています。

その正確な検査をもたらすものが、**「下《か》肢長《しちょう》反応検査」**（Leg Length Inequality）です。

日本で100人程度しかいない治療の専門資格

下肢長反応検査は、次のように行います。

専用シューズを履いた患者さんにうつぶせに寝てもらい、ひざを曲げて両足を上げ、施術者が患者さんの足を持ちます。

それから、「手を上げる」「首を横に回す」など、さまざまな動きをしてもらうと、左右の脚（下肢）の長さが微妙に変動することがあります。

腰などに機能異常が起こっている（神経の流れが悪くなっている）としましょう。そこを動かすと、神経反射が起こって筋肉が緊張します。

その結果として、一方の脚の長さが短くなるのです。

つまり、こうして体に直接問いかけ、**人体を〝検査器〟として活用し、結果を観察することで、どこが悪いか（例えば、腰椎《ようつい》の４番に機能異常があるなど）客観的に判断できる**のです。

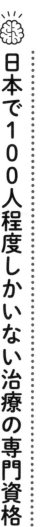

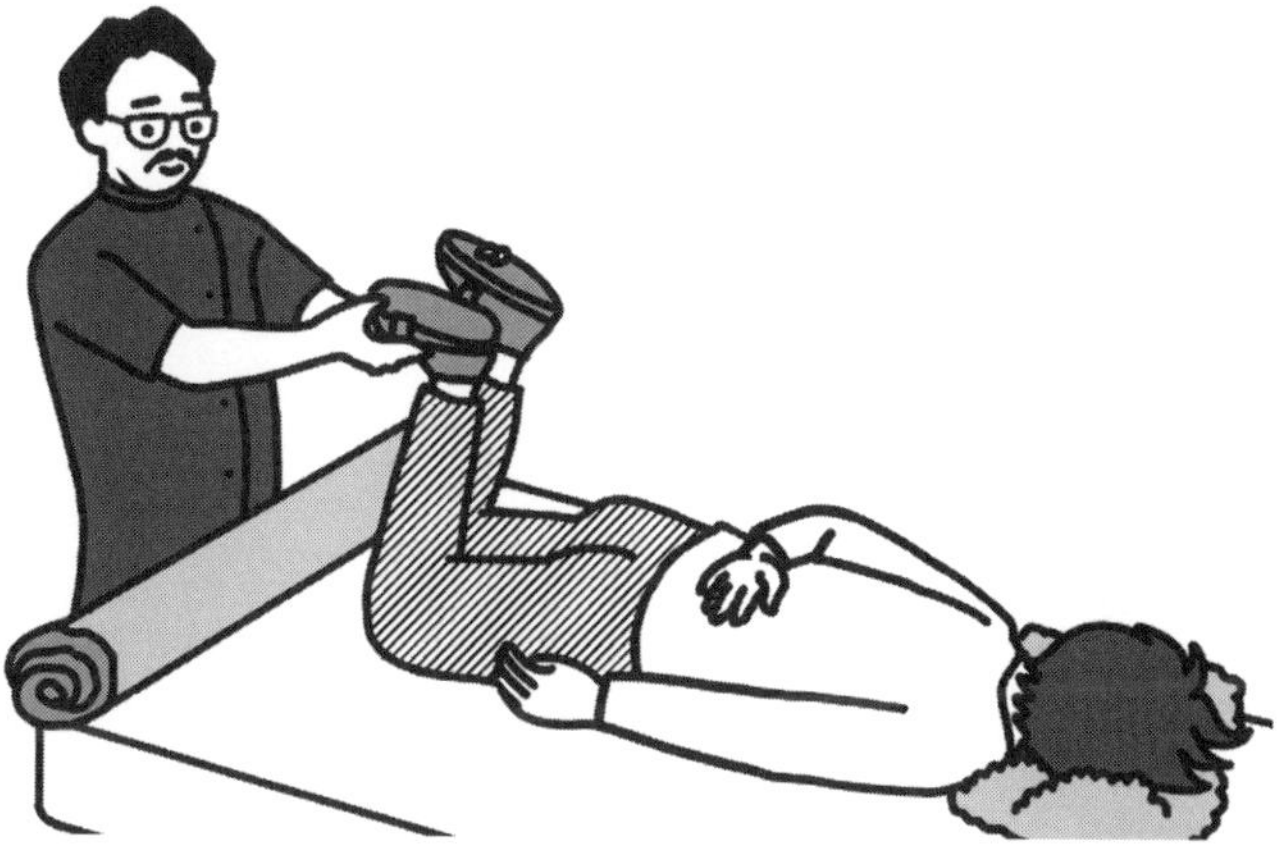

脚の長さの左右差を見て悪い部位を調べる

悪いところが正確に判定できたら、その部位にアクティベータで振動刺激を与え、神経の流れをよくします。

これが、アクティベータ・メソッドの基本的な治療となります。

アクティベータ・メソッドは、海外では、DC（ドクター・オブ・カイロプラクティック。カイロプラクティックが公的に認められている国での国家資格）が研修を受け、テストの合格者のみが使えるもので、**カイロプラクティックの中でも高等テクニック**とされています。

残念ながら、日本では、そもそもカイロプラクティック自体が法制化されていません。そのため、アクティベータ・メソッドを使える公的な資格自体も存在しないということになります。

また、アクティベータの機器が簡単に入手できるため、アクティベータ・メソッド自体は導入されているものの、それが正しく使われているか疑問符がつくケースもあるのです。

ただし、アクティベータ・メソッドを創設したアーラン・ウィリアム・ファーが唯一、日本で公認している団体に、「アクティベータ・ネットワーク・ジャパン（ANJ）」があります。

アクティベータ・ネットワーク・ジャパンでは、世界基準と同等の筆記試験と実技試験を設け、合格者には認定証を発行しています。

アメリカには、およそ1000人のアクティベータ・メソッドの認定者がいますが、日本には100人程度しかいないとされています。

私は、このアクティベータ・メソッドANJ上級認定の資格を取得し、施術にあたっています。

アクティベータ・メソッドを導入した結果、多くの患者さんに有効な施術を行えるようになりました。

サッカー日本代表選手や格闘家、劇団俳優といった著名人から、お子さんやご年配のかたがたまで、効果的なアプローチが可能となったのです。

ただし、アクティベータ・メソッドを使っても、効果がじゅうぶんではないケースも存在します。

いったん治ったように見えても再び症状が現れるケースや、もっと重症で症状が回復しにくいケースです。

痛みや不調の原因は脳にあった！

ここで、「同じ症状の人に同じ施術をしても、効果のある人と効果の出ない人がいるのはなぜか？」という疑問に立ち戻ってみましょう。

皆さんはどう考えますか？

なかには、非常にシンプルに考えて、「それは当たり前でしょう。人はそれぞれ違うんだから」という意見があるかもしれません。

それは、ある意味、正解と言ってもいいでしょう。

「人はそれぞれ違う」＝「人の脳はそれぞれ違う」ということです。

カイロプラクティックでは、神経の流れが悪くなることによって筋肉や関節に不具合が生じ、痛みや不調が生じると考えられていますが、脳についてはほとんどタッチしません。

しかし、本来、脳が指令を出しているからこそ、神経の流れが生じ、かつ、神経の流れの滞りも起こります。

脳になんらかの問題があって、神経の流れが悪くなっているとすれば、そして、それが痛みや不調を引き起こしているならば、痛みや不調の**真の原因は、そもそも脳にある**ということになります。

こうして私は、治りにくい痛みや不調の根本的な原因として、脳の機能不全を検討するようになりました。

そして、最新の脳科学、コーチング理論、認知行動療法といった多くの知識を援用し、私は1つのとっかかりを見つけました。

それが、**「脳バランス」の考え方**です。

脳の機能は左右対称ではない

皆さんも、**大脳が右脳と左脳の2つに分かれている**ことはご存じでしょう。

また、右脳と左脳で、それぞれ役割分担があり、違う機能を果たしていることもよく知られています。

右脳と左脳から出ている神経は、**途中でクロスしているため、右脳が左半身、左脳が右半身を支配**しています。

右脳は、主に五感で感じたことを、直感的かつ総合的に認識します。記憶する領域が左脳に比べて大きく、長時間の記憶も得意です。見たままのイメージで記憶するので、「イメージ脳」や「感覚脳」とも呼ばれます。

左脳は、文字や言葉を処理することから「言語脳」と呼ばれます。直感的な右脳と違って、論理的思考や分析・推論によって物事を捉えます。

ただし、脳は左右に完全に分断されているわけではありません。右脳と左脳は脳梁《のうりょう》でつながっており、左右の脳は、通常、協調しながら機能しています。

この**左右の脳機能に差が生じてくる**ことがあるのです。

また、新しい脳研究によって、そもそも左右の脳が同時に育つのではないこともわかってきています。

生まれてから最初の数年間は、右脳が優先的に育つとされています。続いて、左脳が育つ時期がやってきます。

この時期に、右脳もしくは左脳の成長がなんらかの原因で阻害されると、それが後の発達障害につながるのではないか、という指摘もあります（『薬に頼らず家庭で治せる発達障害とのつき合い方』ロバート・メリロ著、クロスメディア・パブリッシング刊）。

要するに、**脳バランスの乱れは、私たちの心と体と行動に大きな影響を及ぼす**ということです。

脳の発育時の問題は、とりあえず脇に置いておくとしても、皆さんの脳は、それぞれ個性があり、そこには、**右脳と左脳の使い方、及び、機能性の違いが関係している**と考えられます。

イメージでパッと全体を捉えるのが得意なタイプ（いわゆる右脳優位）もいれば、なんでもキッチリと計算立てて動くタイプ（左脳優位）もいます。

もちろん、こうした左右の機能性の差は、健康問題にはつながりません。

ただし、なんらかの負荷がかかることによって、脳の働きに悪影響が出てくることがあります。

脳内には、当然のことながら、右脳内のそれを構成する神経どうしの連絡があり、左脳内も同様です。

また、左右の脳の間にも、脳梁を通じて密接な連絡があります。

この脳の統合状態が保たれ、神経どうしの連絡がすみやかに行われることで、私たちの心身は健全に働くわけです。

しかし、脳に強い負荷がかかることで、それに支障が生じてきます。

右脳内の神経どうしの連絡、左脳内の神経どうしの連絡、及び、左右の脳の相互の神経の連絡に滞りが生じたり、特定の部位に過剰な反応が起こったりすると、脳の統合状態がくずれ、問題が生じてくるのです。

こうして起こる深刻な問題の1つが、「左右の脳機能のバランスの乱れ」というわけです。

わかりやすく言えば、以下のようなパターンが考えられます。

・右脳よりも左脳の機能が落ちてしまう

脳機能が衰えるパターン

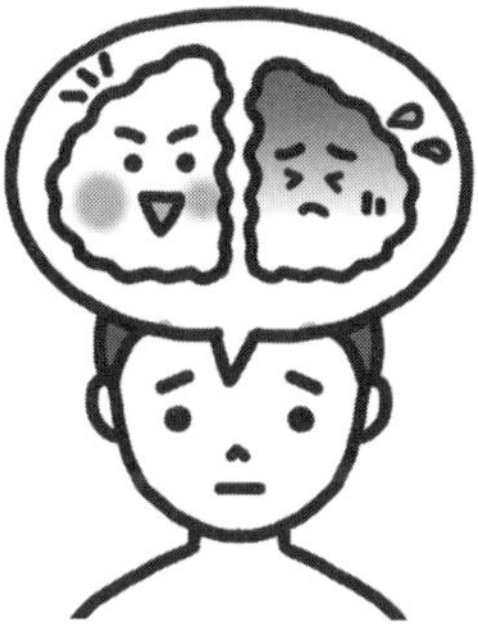

右脳よりも左脳の機能が
落ちてしまう

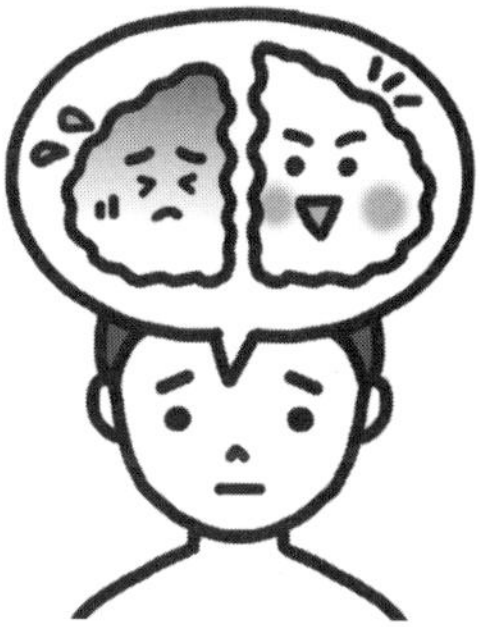

左脳よりも右脳の働きが
落ちてしまう

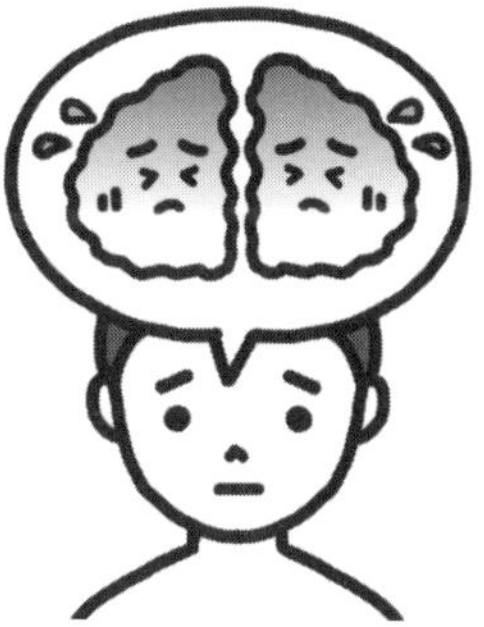

左右の脳機能が
両方とも落ちてしまう

・左脳よりも右脳の働きが落ちてしまう
・左右の脳機能が両方とも落ちてしまう

その結果として、脳から送られる指令、すなわち、神経の流れが滞ります。それが体に如実に影響を与え、関節や骨、筋肉にも問題を引き起こしていく――。しつこい痛みや不調の背景に、こうした脳バランスの乱れがあるのではないかと、私は考えるようになりました。

そうだとすれば、**脳自体の問題を解決しなければ、脳の機能低下の結果として起こる痛みや不調は解決できない**ことになります。

このような考えをベースに、私は脳バランスの調整を行う施術を始め、かつ、患者さんにも、脳バランスを整えるセルフケアを指導するようにしました。

すると、**治りにくかった症状がどんどん改善し始めたのです！**

使わない側を意識的に使うことが重要

乱れてしまった脳バランスは、どうすれば回復できるのでしょうか。

低下した脳機能を回復させるには、なにをすればよいでしょうか。

私は極めてシンプルに考えています。

機能低下が起こっている側の脳に、もしくは、機能低下が両側に起こっているなら両側に、刺激を意識的に入れるということです。

バランスの乱れがある場合、**使わない側の脳を意識的に使う**ことが重要なのです。

アメリカ・メジャーリーグで活躍する**ダルビッシュ有《ゆう》投手は、右投げのピッチャーですが、左投げの練習をしている**ことで有名です。

レンジャーズ時代の２０１５年３月に右肘靭帯《じんたい》再建手術（トミー・ジョン手術）を受け、翌年5月に復帰したダルビッシュ投手は、約14カ月のリハビリ期間に、左投げの練習をしていたと話しています。

余談ですが、彼は左投げでも最速は79マイル（約127㎞）の直球に加えて、スライダー、カーブ、チェンジアップも投げられるそうです。

彼は「左投げの練習をするのは、体のバランスを保つため」と話しています。


そもそもアクティベータ・メソッドが非常に効果的である理由も、滞った部位の神経の流れを振動刺激によって調節するだけではなく、その**振動刺激が脳へとフィードバックして返っていく**からだと考えられます。

左右の脳バランスの乱れに着目するようになって以来、私はアクティベータ・メソッドも、脳バランスの回復のために意識的に活用。その結果として、大きな効果を生み出せるようになりました。

本書で扱うセルフケア「脳バランス体操」も、まったく同じ発想で行います。

脳バランス体操は、アクティベータ・メソッドで行うことを自力で行い、同様の効果を上げようとするものです。

脳バランス体操によって、機能低下の起こっている側に刺激を与えると、それが脳へ返っていき、機能低下を起こした側への刺激となります。

たった1回の刺激によっても、脳には変化がもたらされます。

すると、脳機能も活性化し、機能低下がいくぶんなりとも回復します。

慢性化した状態では、いったん少しよくなっても、またすぐ元の状態へ戻ってしまうこともあるでしょう。

しかし、脳バランス体操の刺激を毎日くり返すことで、徐々に機能が回復していくのです。

動作の癖やストレスが脳バランスを乱す

ここで、脳のバランスを乱す原因を考えてみましょう。

これまで「強い負荷」「さまざまな環境条件」などと表現してきましたが、脳の発達過程の問題をひとまず除くと、次のような要因が考えられます。

【脳バランスを乱す主な要因】
- 体の使い方の癖
- 過去の外傷やケガ
- 過去のトラウマ（過去の学習効果）
- 現在の過労とストレス

多くの人が、体の使い方に癖を持っています。

例えば、いつも鞄を右手で持つ人、いつも右肩にかける人。

イスに座るときも、「座り方の癖」を1人1人持っていて、それが長年続くとなると、**その蓄積が左右の脳バランスを乱す**可能性があります。

電車でたいてい同じ席に座り、風景が流れる方向がいつも同じ。

座ってテレビを見るときに必ず右を向いている、といった日常の習慣的な行動も、脳に影響を与えます。

職業柄、体の使い方が偏るような特定の動作をくり返さなければならないこともあるでしょう。こうしたケースでは、その動作を長年続けるうちに、脳バランスが乱れてしまうと予想できます。

また、過去に事故などでケガをしていると、はっきりとした後遺症が残らなかった場合でも、知らず知らずのうちに、ケガした部位をかばってしまうことがあります。すると、**かばわれて使われていない側では、脳への刺激が当然少なくなり、**刺激の少なかった側の脳機能の低下を引き起こすことがあります。

そして、過去に衝撃的な出来事があり、**その体験の記憶映像や言葉などが脳の中にイメージとして残っている**と、それが強く脳に影響を及ぼし、脳バランスの乱れを引き起こすケースがあります。

さらには、現在の過労やストレス、例えば仕事のプレッシャーなども、脳の機能低下を引き起こす有力な要因となります。

第5章で再度、詳しく紹介しますが、こうした**「心理的ストレス」**は、私たちにネガティブな感情を引き起こします。

すると、それが脳に大きな悪影響を与えることがわかってきています。


これらの要因が脳バランスを乱し、脳機能の働きを低下させることで、しつこい痛みや不調が引き起こされるのです。

イップスも同じ要因から生じると、私は考えています。


ここまで読んで、**「自分の脳バランスは乱れているのだろうか」**と気になってきた人もいるでしょう。

慢性的な痛みや不調を抱えている場合、あなたの脳バランスは乱れている可能性が高いと考えられます。

さっそく次章で、脳バランスをチェックしてみましょう。

第3章

あなたの脳バランスを今すぐチェック！

左右の脳バランスがその場でわかる簡単動作

左右の脳機能が低下しているとき、その状態をどのように知ることができるのでしょうか。

わざわざ病院に行って検査をするような手間は必要ありません。

その**判断の目安となるのが、小脳の働き**です。

小脳とは、大脳の下部の後ろ側にあり、大脳に次いで2番めに大きな脳です。

その働きは、大きく分けて3つあります。

【小脳の働き】
①筋緊張の調節・姿勢の制御
②運動のプログラム化
③頭部、眼球運動のコントロール

まず、第一が姿勢の維持。私たちがまっすぐに立って歩けるのは、小脳がバランスを取っているためです。

第二に、私たちが家事や仕事など、すべての動作をスムーズに行うには、手足の多くの筋肉を上手に、なめらかに使わなければなりません。小脳には、こうした動作の一連の動きがプログラムとして保存されています。

第三に、眼球運動、加えて、目と頭部が協調して動くようにコントロールしています。

小脳はこのように、**私たちが行う運動機能の重要な部分を担っています。**

運動の際、大脳が動くことを決めて、それから、どう動くかを考える（＝その指令を筋肉に対して出す）ことによって体が動くことになりますが、その運動のフォローを小脳が行っていると言ってよいでしょう。

ちなみに、大脳の後方・下部に位置している小脳は、カリフラワーのような形をしており、右と左の小脳半球に分かれています。

巻頭カラーのイラストで示したように、大脳は左脳と右脳に分かれ、それぞれの脳から出た神経はクロスしていて、左脳は右半身を、右脳は左半身を支配しています。小脳は、同側の支配になります。

つまり、**大脳の左脳から出た指令はクロスして、小脳の右半球に入り、同じ右半身へと伝えられていきます。**

ある運動をさせたとき、左脳に機能低下が起こっていると、それは、右の小脳（半球）の機能低下を引き起こし、右半身の運動に支障をきたす部分が出てくることになります。

逆に、右脳に機能低下があると、左の小脳（半球）に機能低下が生じ、左半身の運動に問題が生じます。

このような関係性を利用して、私たちはごくごく簡単な方法で、脳バランスが乱れているかどうかを知ることができるのです。

脳バランスのチェックテストをやってみよう

脳バランスをチェックするための、3つの方法を紹介しましょう。

【脳バランスのチェックテスト】
①バイバイテスト
②片足立ちテスト
③VORテスト

いずれも、小脳の機能を調べるテストです。
まず、バイバイテストから紹介しましょう。

【バイバイテストのやり方】
①両足をそろえて立ち、両手のひらを前方に突き出す

②腕を前に突き出したままの姿勢で、両手でバイバイするように手をゆする。このとき右手は右側に動かし、左手は左側に動かす
③30秒程度、できるだけ速くバイバイを続ける

判定の基準は、「きちんとバイバイができたかどうか」です。

バイバイしにくかったのは、どちらの手か――。

外方向へ最後まで、手をゆすることができていたかどうか――。

30秒間動かすうちに疲れてしまって、バイバイのスピードが遅くなったのは、どちらの手か――。


例えば、**右手が動かしにくかったとすれば、右の小脳機能が低下しており、大脳では左脳の機能低下が予想される**ことになります。

続いて、片足立ちです。

バイバイテスト
のやり方

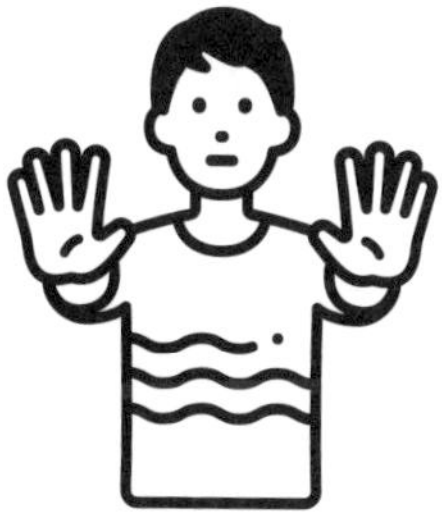

1 両足をそろえて立ち、両手のひらを前方に突き出す

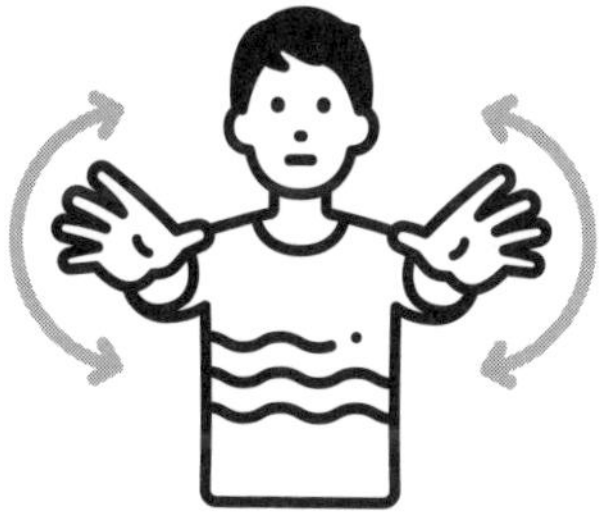

2 腕を前に突き出したままの姿勢で、両手でバイバイするように手をゆする。このとき右手は右側に動かし、左手は左側に動かす

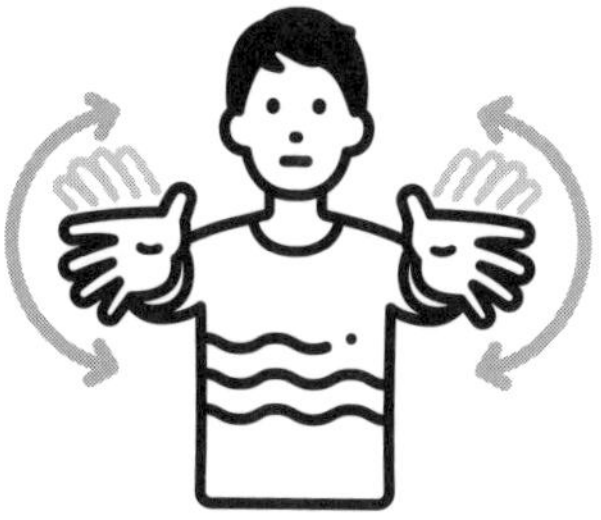

3 30秒程度、できるだけ速くバイバイを続ける

【片足立ちテストのやり方】
①転んでも危なくない場所（もしくは、転倒予防に手でつかめるものがある場所）で、目を閉じて片足立ちで立つ。10秒以上、立つことを目指す
②反対の足でも同様に行う

目を閉じて片足立ちを行うと、目を開けた場合よりもはるかにバランスが取りにくくなります。

特に高齢者の場合は、くれぐれも転倒に気をつけてください。転倒リスクが高いようでしたら、目を開いたまま行ってもかまいません。

片足立ちをしたときに、どちらの足がふらついたか――。

どちらの足が長時間立っていられたか――。

右足がどうしてもふらつきがちという人は、右の小脳機能の低下が起こっており、大脳では、左脳の機能低下が予想されます。

中高年の年代でも、健康な人なら、目を閉じての片足立ちは10秒以上できるとよいと考えられます。

片足立ちテスト
のやり方

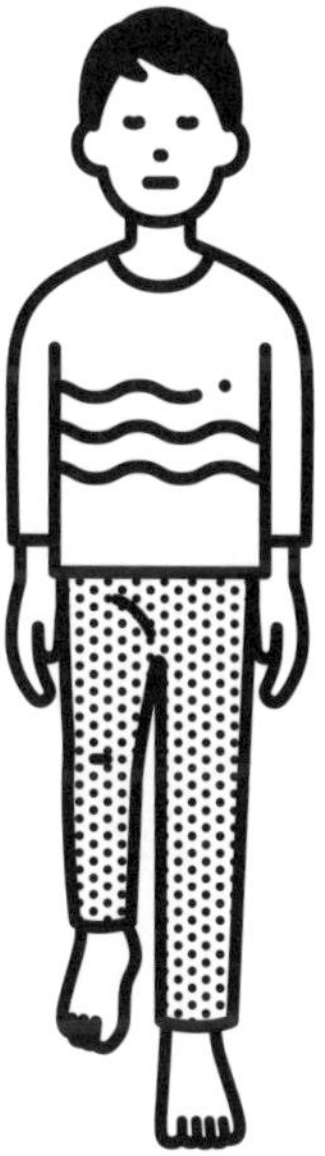

1 転んでも危なくない場所（もしくは、転倒予防に手でつかめるものがある場所）で、目を閉じて片足立ちで立つ。10秒以上、立つことを目指す

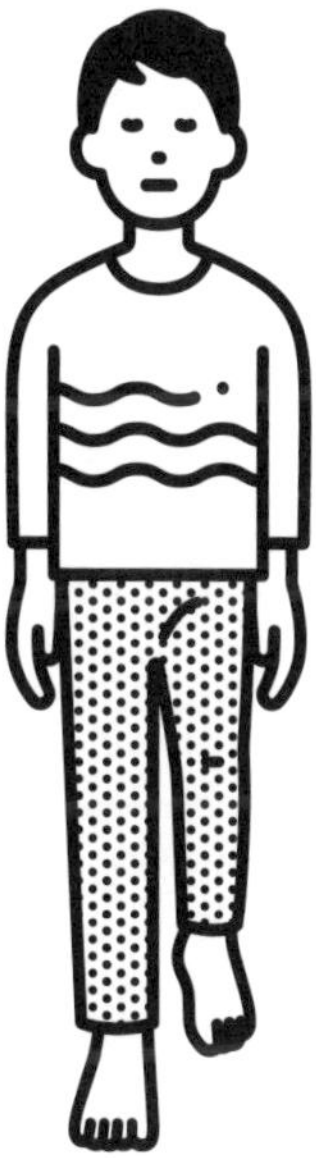

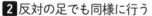

2 反対の足でも同様に行う

しかし、極端に運動不足の人や、高齢者の中には、脳バランスが悪くなっているだけでなく、同時に筋力低下も起こっていることが多いため、**どちらの足でも2〜3秒と立っていられないケースが少なくありません。**

この場合は、**大脳の両側に機能低下が起こっている**と推定できます。放置したままでいると、今後、脳機能が全般的にさらに低下していくだけでなく、同時に、筋力もジリジリと落ちていくことが予想されます。

こうした人は、ぜひ毎日、片足立ちテストを続けてください。

このテストは、**低下した側の脳に刺激を与えると同時に、弱った筋力をアップさせる効果も期待できる**からです。

ただし、あくまでもトレーニングとして、少しずつ片足立ちの時間を伸ばしていくのはよいことですが、このテスト自体は〝タイムトライアル〟ではありません。無理して長い時間、行おうとする必要はありません。

最後が、VOR（Vestibulo-ocular reflex：前庭動眼反射）テストです。

VORテスト
のやり方

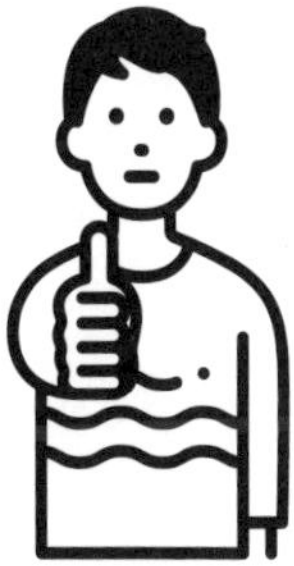

1 両足をそろえて立ち、右腕を前方に突き出して、右手の親指を立てる

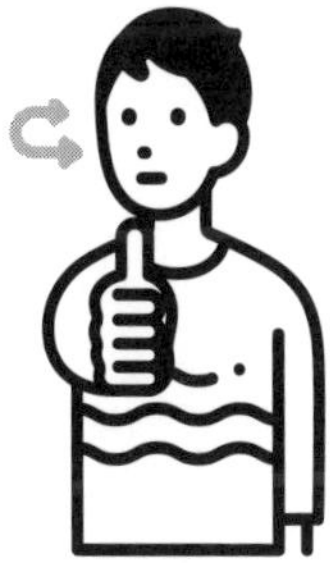

2 立てた親指を見つめたまま、顔を右側に振り、また元の位置に戻す。これをできるだけ速く10往復くり返す。このとき、顔を横に振りながらも、目線は右手の親指から離さないように意識する

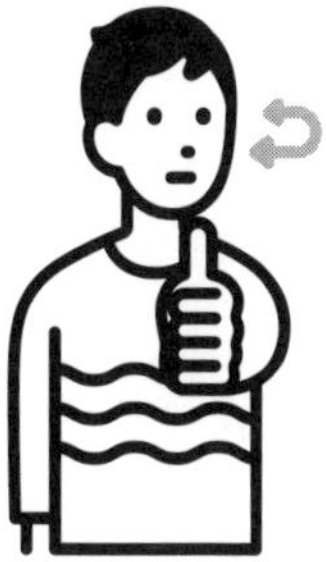

3 左腕を前方に突き出し、左手の親指を立てて[2]と同様に10往復くり返す

【VORテストのやり方】

①両足をそろえて立ち、右腕を前方に突き出して、右手の親指を立てる
②立てた親指を見つめたまま、顔を右側に振り、また元の位置に戻す。これをできるだけ速く10往復くり返す。このとき、顔を横に振りながらも、目線は右手の親指から離さないように意識する
③左腕を前方に突き出し、左手の親指を立てて②と同様に10往復くり返す

どちら側のほうが、目線が指から離れてしまうか——。

スムーズに行えないのはどちら側なのかで、脳バランスを判定します。

大脳が機能低下し、小脳にもその影響が現われてくると、小脳にも機能低下が起こります。

小脳は、眼球運動の調節に関与していますが、それがうまくできなくなっていることがあります。

頭を振りながら親指を見つめ続けようとしても、目線が離れてしまったり、指先を見続けられなかったりする状態になるのです。また、このテストをしていると気持ち

が悪くなる人もいます。

右手の指を見続けづらかった人や気持ちが悪くなってしまった人は、右の小脳機能の低下が起こっており、大脳では左脳の機能低下が予想されます。

めまいの症状が出ている人、朝起きられない人（起立性調節障害）、不登校の人などは、このテストがスムーズにできない傾向があります。

脳バランスを判定する際のポイント

大脳に機能低下が起こっておらず、健康な状態であれば、３つのテストとも異常な点は出ないはずです。

一方、大脳に機能低下があり、小脳の働きが悪くなっていると、この３つのテストで変化が現れてきます。

その場合、例えば３つのテストとも「右側が悪い」と出ればわかりやすいでしょうが、必ずしもそうなるとは限りません。

3つのテストのうち、「バイバイテストは右が×」「片足立ちは左が×」「VORも左が×」ということもあるのです。

そうした場合、1つは**多数決で「多いほうの左側が悪い」と考えます。**

もしくは、**極端に悪い状態を示したテストがあれば、その結果を優先**してください。

例えば、VORテストで左側だけが全然できなかったら、左の小脳機能低下＝大脳なら右脳の機能低下と考えましょう。

すでに述べたとおり、両足ともまったく片足立ちができない状態だったりしたら、両側の脳機能低下を疑います。

重要なのは、こうした**テストの結果をしっかり覚えておく**ことです。

できれば、記録を残しておきましょう。

なぜなら、テストの後に**脳バランス体操を行い、再び同じテストを行うと、ただちに結果が違ってくることが多い**からです。

それだけ、脳バランス体操が効果をもたらすということです。

症状が頑固なケースでは、うまくいかない場合もあるかもしれません。あるいは、うまくいきそうになっても、また、ぶり返すこともあるでしょう。

それでもいいのです。

しつこい痛みや不調を少しずつ改善していくためには、**「結果がしっかり出ている」ということを認知していくことが重要**です。

その結果に励まされて、毎日、地道に続けていくことが、いい結果を定着させていきます。

ちなみに、この**脳バランスのチェックテスト自体も、脳に対する有効な刺激**となります。

テストを毎日続けていくだけでも、脳機能にいい影響をもたらすと考えましょう。

脳バランス体操と併用して、ぜひ続けてください。

では次章でいよいよ、脳バランス体操のやり方をお話ししましょう。

第4章

1日3分！
脳バランス体操のやり方

脳バランス体操は首・腰・目玉で行う

脳バランス体操は、メインのぐるぐる体操に加えて、深呼吸、ウォーキングを併せて行うことが勧められます。

【脳バランス体操の3点セット】
①深呼吸
②ぐるぐる体操
③ウォーキング

機能が低下している側の脳に刺激を与え、**脳バランスを回復させるための基本エクササイズが「ぐるぐる体操」です。**
深呼吸とウォーキングは、ぐるぐる体操のウォーミングアップ、及び、補足運動という意味合いです。

では、メインのぐるぐる体操について説明しましょう。
ぐるぐる体操は、3つのパート（首、腰、目玉）からなります。
それぞれのやり方は以下のとおりです。

【「首ぐるぐる体操」のやり方】

①前、右前、右、右後ろ、真後ろ、左後ろ、左、左前の8方向にそれぞれ首を傾け、首の痛み・張り・違和感が生じるところを探す
②問題のある箇所が見つかったら、その方向に首を傾けたまま5秒キープ
③首を元に戻し、おへその下にある丹田《たんでん》を左手で押圧しながら、息を吐き切る
④吐き切ったところで、左手の甲を右手のこぶしでポンと叩いて刺激する
＊首を反対に回して、同様に①〜④を行う

首のぐるぐる体操は、立って行っても、イスに座って行ってもOKです。
首の回し方が速すぎたり、首の傾け方が弱かったりすると、首の調子の悪いところ

「首ぐるぐる体操」
のやり方

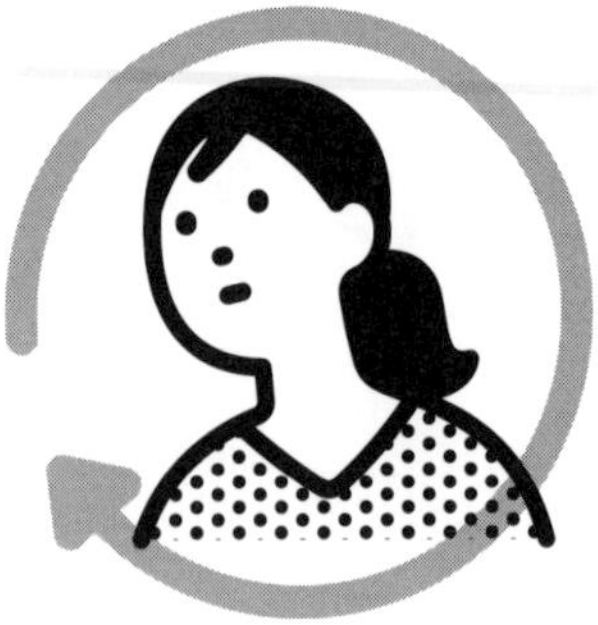

1 前、右前、右、右後ろ、真後ろ、左後ろ、左、左前の8方向にそれぞれ首を傾け、首の痛み・張り・違和感が生じるところを探す

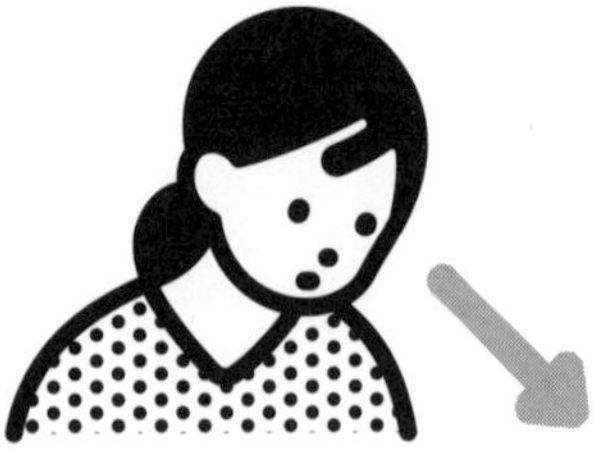

2 問題のある箇所が見つかったら、その方向に首を傾けたまま5秒キープ

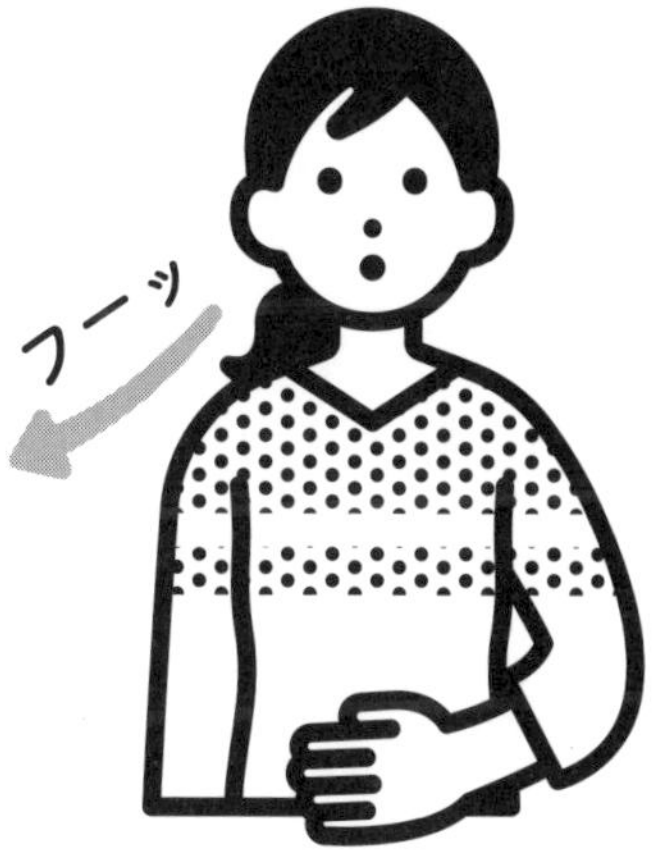

3 首を元に戻し、おへその下にある丹田を左手で押圧しながら、息を吐き切る

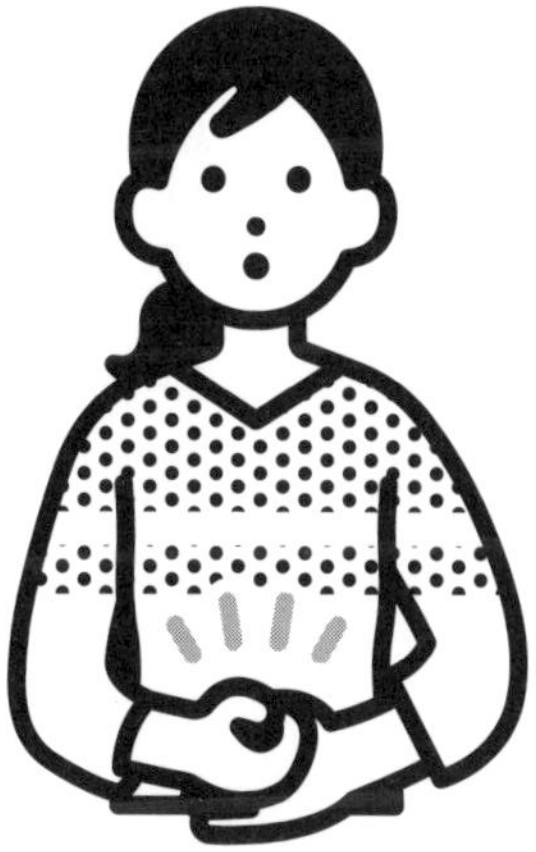

4 吐き切ったところで、左手の甲を右手のこぶしでポンと叩いて刺激する
＊首を反対に回して、同様に 1 ～ 4 を行う

を正確に探し出せません。

8つの方向できっちりと首を曲げ、もしも、突っぱるところなどが見つかったら、その状態を5秒キープし、**悪い状態をよく引き出すように心がけてください。**

首を回したとき、1カ所ではなく、いくつか複数の箇所で、違和感を抱くことがあるかもしれません。

時間的に余裕のある人は、それぞれの箇所に、同じ刺激を行ってください。

時間がない人は、その中で最も強く違和感を抱く場所や、痛みを感じる場所に刺激を行えばよいでしょう。

首ぐるぐる体操が終わったら、もう一度、突っぱりのあった方向に首を曲げてみてください。

きちんと刺激ができていれば、体操の直後にすでに、効果が出ていることがわかるでしょう。

具体的には、突っぱり感や違和感がある程度、楽になったり減ったりします。

また、1回で違和感がすっかり消えてしまう人もいます。

痛みや違和感、突っぱりがあるところは、首の神経の流れが滞っています。
施術《せじゅつ》では、アクティベータで振動刺激を与えて、その神経の流れを促進します。すると、関節の受容器から振動刺激が入り、神経を介して、脳への有効な刺激となるのです。

ぐるぐる体操では、神経の流れが滞っているところを確認した後で、自分の手で丹田を押さえ、その上から叩いて刺激することで、**アクティベータと同様の刺激**を目指すものだとお考えください。

それが、機能低下した脳への有効な刺激ともなるのです。

次に、腰のぐるぐる体操です。

【「腰ぐるぐる体操」のやり方】

①立った姿勢から前、右前、右、右後ろ、真後ろ、左後ろ、左、左前の8方向に
それぞれ上半身を倒し、腰の痛み・張り・違和感が生じるところを探す

「腰ぐるぐる体操」のやり方

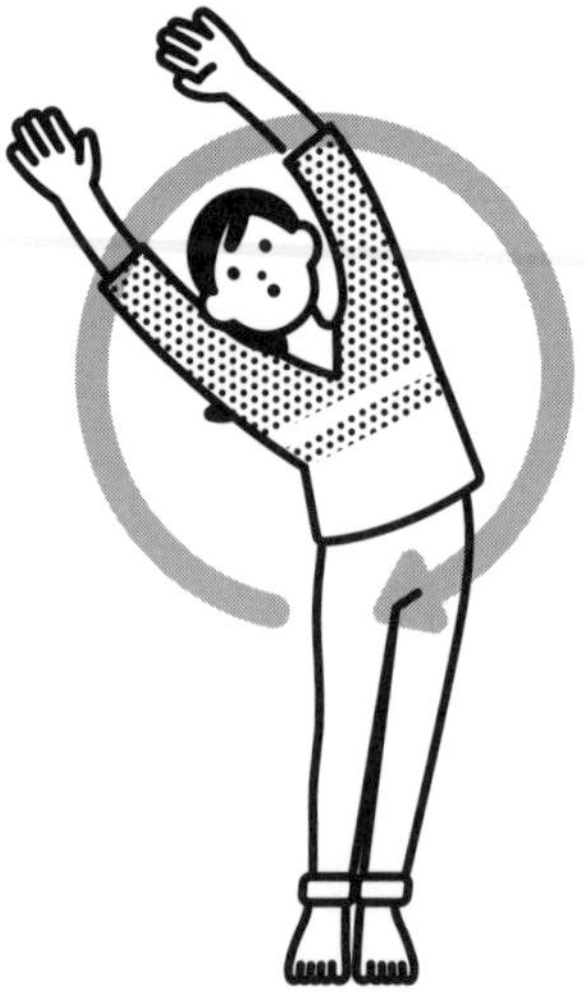

1 立った姿勢から前、右前、右、右後ろ、真後ろ、左後ろ、左、左前の８方向にそれぞれ上半身を倒し、腰の痛み・張り・違和感が生じるところを探す

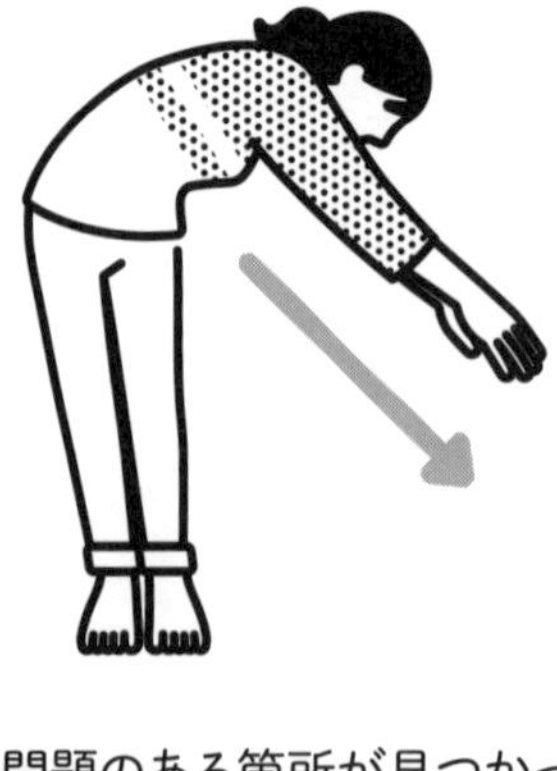

2 問題のある箇所が見つかったら、その方向に腰を曲げたまま５秒キープ

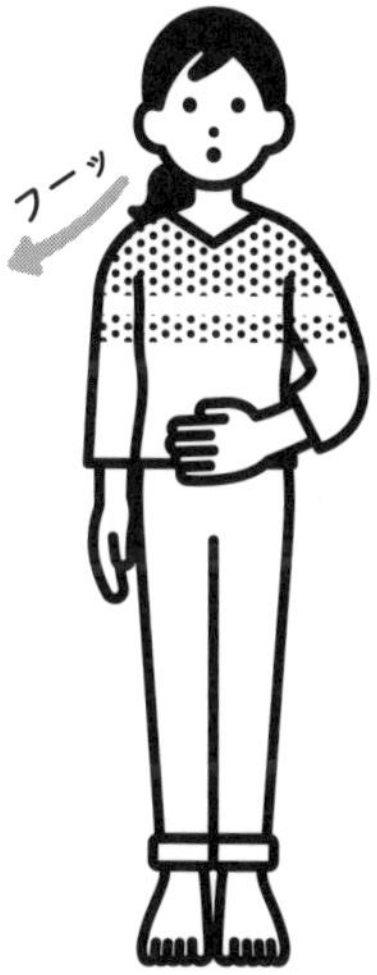

3 腰を元に戻し、おへその下にある丹田を左手で押圧しながら、息を吐き切る

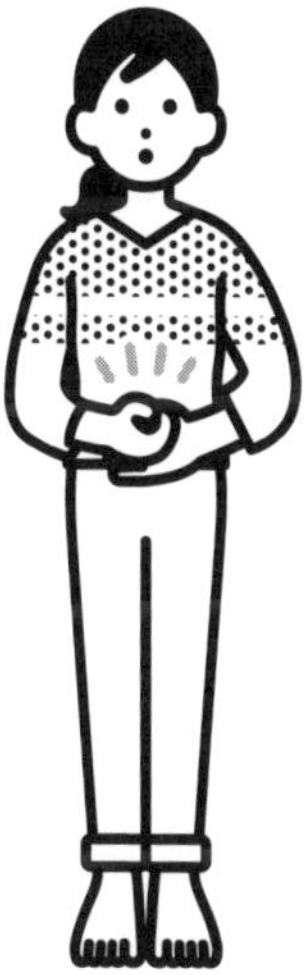

4 吐き切ったところで、左手の甲を右手こぶしでポンと叩いて刺激する
＊腰を反対に回して、同様に1～4を行う

②問題のある箇所が見つかったら、その方向に腰を曲げたまま5秒キープ
③腰を元に戻し、おへその下にある丹田を左手で押圧しながら、息を吐き切る
④吐き切ったところで、左手の甲を右手こぶしでポンと叩いて刺激する
＊腰を反対に回して、同様に①〜④を行う

首ぐるぐる体操と同様に、８つの方向に上半身を倒し、もしも、突っぱるところなどが見つかったら、その状態を５秒キープし、悪い状態をよく引き出すように心がけてください。

腰のぐるぐる体操が終わったら、違和感のあったところをもう一度、動かしてみましょう。

可動域が少し広がるなど、先ほどよりも状態がよくなっていると感じるはずです。

最後が、目玉のぐるぐる体操です。

【「目玉ぐるぐる体操」のやり方】

①下、右下、右、右上、上、左上、左、左下の８方向にそれぞれ目玉を動かし、どの方向が動かしにくいかを確認する
②問題のある箇所が見つかったら、その方向へ目玉を動かしたまま５秒キープ
③目玉を正面に戻し、おへその下にある丹田を左手で押圧しながら、息を吐き切る
④吐き切ったところで、左手の甲を右手こぶしでポンと叩いて刺激する
＊目玉を反対に回して、同様に①〜④を行う

こちらも、首や腰のぐるぐる体操と同様に、８つの方向に目玉を動かし、もしも、動かしにくい方向などが見つかったら、その状態を５秒キープし、悪い状態をよく引き出すように心がけてください。

目玉ぐるぐる体操が終わったら、もう一度、動かしづらかった方向へ目玉を動かしてみてください。

きちんと刺激ができていれば、体操の直後にすでに、効果が出ていることがわかる

「目玉ぐるぐる体操」のやり方

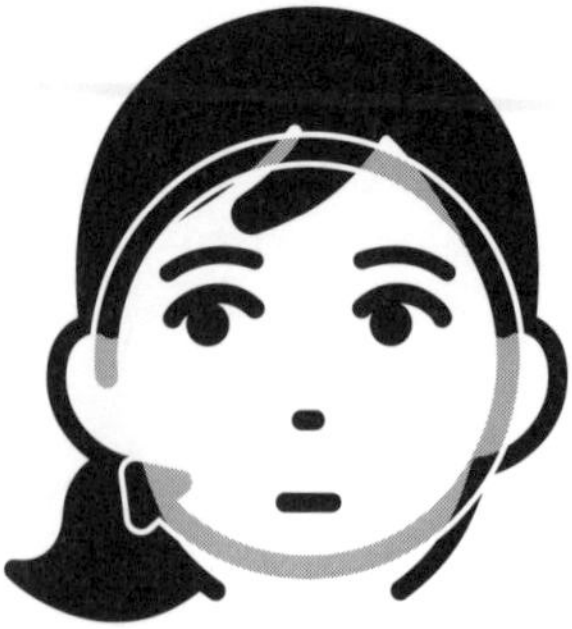

1 下、右下、右、右上、上、左上、左、左下の8方向にそれぞれ目玉を動かし、どの方向が動かしにくいかを確認する

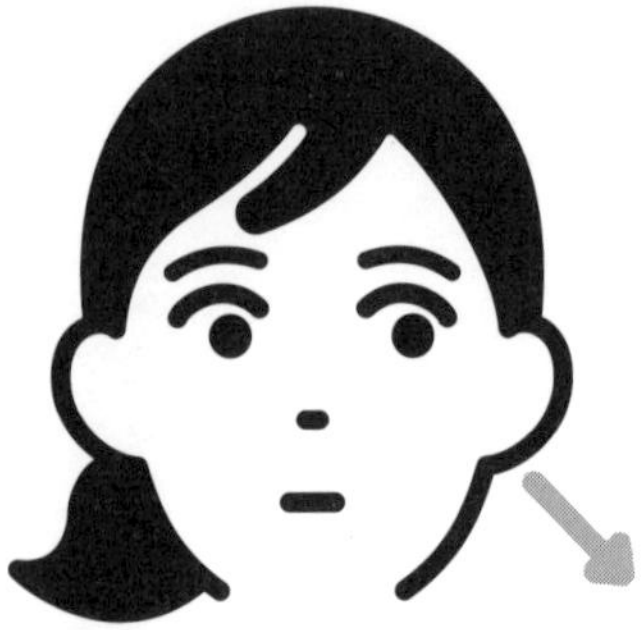

2 問題のある箇所が見つかったら、その方向へ目玉を動かしたまま5秒キープ

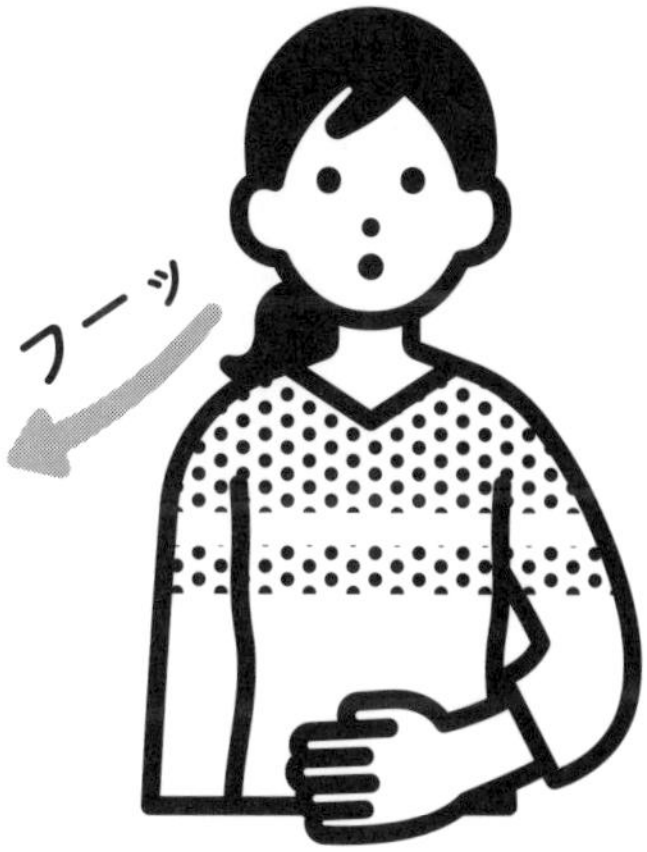

3 目玉を正面に戻し、おへその下にある丹田を左手で押圧しながら、息を吐き切る

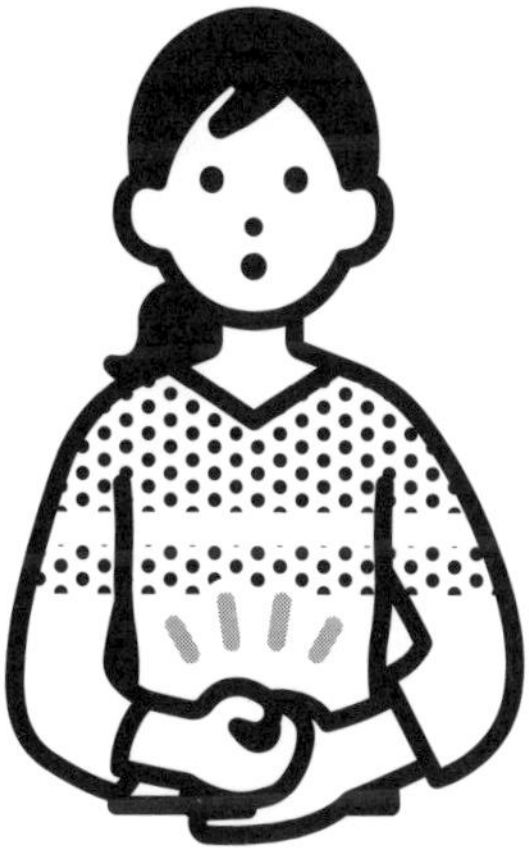

4 吐き切ったところで、左手の甲を右手こぶしでポンと叩いて刺激する
＊目玉を反対に回して、同様に 1 ～ 4 を行う

でしょう。体操を行う前よりも、目玉が楽に動かせると感じるはずです。

以上が、首・腰・目玉、3種類のぐるぐる体操となります。

1回2～3分でできますので、1日1回、毎日継続してください。

*　*　*

続いて、ウォーミングアップ・補足運動の1つである「深呼吸」のやり方です。

朝のうちに、深呼吸を行う時間を作りましょう。

時間は、できれば15分程度。

深呼吸をしている間は、自分の呼吸に集中します。

姿勢は、座禅を組むように座ってもいいですし、寝て行ってもいいでしょう。やりやすいポーズで行います。

行う時間は朝ですが、カーテンを引いて、光をある程度遮ったほうが集中しやすいかもしれません。

できるだけ長く息を吐くように意識すると、深く吸うことができると思います。

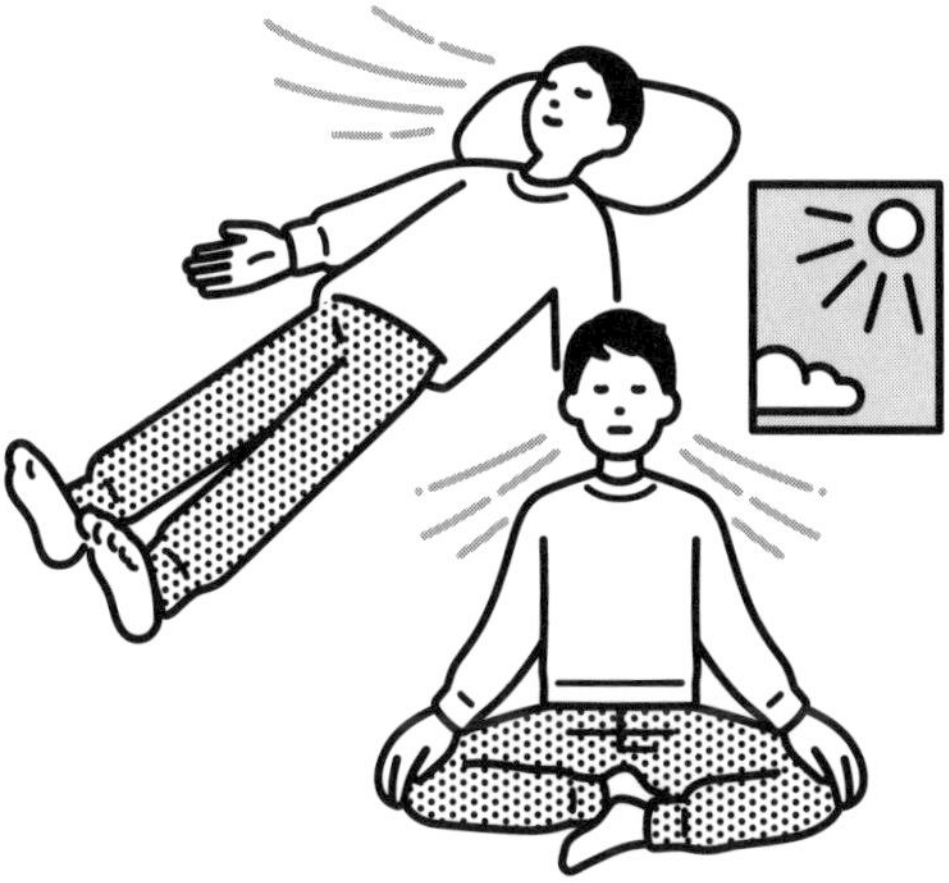

毎朝、深呼吸の時間を作ろう

呼吸しながら、余計なことをなるべく考えないようにしてください。

もし、意識が散漫になっていることに気づいたら、自分の呼吸に意識を戻しましょう。

あまり難しく考えず、気が逸《そ》れたら意識を呼吸に戻す。

これをくり返しましょう。

続いて、ウォーミングアップ・補足運動の2つめである「ウォーキング」のやり方です。

ポイントは、**1日30分歩くのを心がける**ことです。

姿勢をよくして、いつもよりも少し歩幅

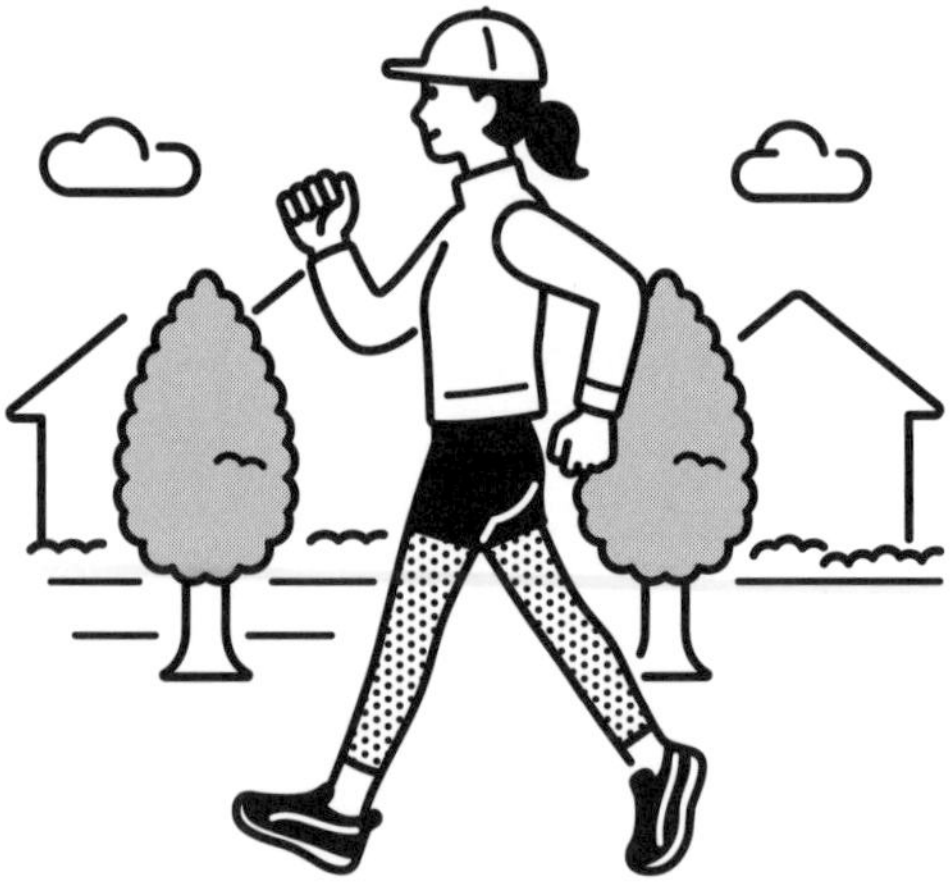

1日30分のウォーキングも習慣に

を広くして、速足で歩くことを意識してください。

ただし、最初から形にこだわりすぎると、運動習慣のない人は続けるのがつらくなってしまいます。

「歩く時間を少しでも作ろう」「10分でも、20分でもいいから歩こう」

そうしたところから始めてもいいでしょう。

忙しくて歩く時間がない人は、**今まで車やバス、自転車を使っていたところを歩くようにしてみるのも手**です。

通勤や買い物などで、歩いていなかったシーンを歩くようにすれば、歩く時間を相当増やすことができるはずです。

チェックテストで脳バランスの改善度を測る

首、腰、目玉のぐるぐる体操は、**バラバラに行うよりも、まとめて行うことをお勧めしています。**

首、腰、目玉の一連の体操を続けて行うことで、全身の情報（「今日は首も腰もガチガチにこっている」「今日は首のこわばりがひどい」「疲れで目の動きが悪い」など）を得ることができます。

自分自身の体と語り合うつもりで行うと、より一層の効果が得られるでしょう。

併せて、「脳バランスのチェックテスト」も継続することになりますが、時間的に余裕のある人は、以下の組み合わせで行うのがお勧めです。

- **朝……深呼吸＋チェックテスト＋ぐるぐる体操をセットで行う**
- **日中……通勤時や買い物時にウォーキングをする**

あるいは、以下のような組み合わせもよいでしょう。

- **朝……深呼吸＋ぐるぐる体操を行う**
- **夕方……ウォーキングをする**
- **入浴前……チェックテストを行う**

もちろん、これらは一例です。

最も重要なのは継続することですので、ご自分の続けやすいスタイルを探してください。


脳バランス体操が優れているのは、**刺激を入れた後、その刺激が効果的であったかどうか、ただちにその場で確認できる**点です。

脳バランス体操の前後で、脳バランスのチェックテスト（バイバイテストなど）を試してみましょう。

　すると、脳バランス体操の後では、その体操の効果が現れてくるケースが多く見られます。

　それは、**例えばバイバイテストなら、体操前の段階では、手が動きにくかったものが動きやすくなる、**といった形で現れます。

　このようにチェックテストと脳バランス体操を併用して継続することで、しつこい痛みや不調に対して有効なケアが可能となるのです。

なぜ首と腰と目玉がポイントなのか？

「ぐるぐる体操は、なぜ首と腰と目で行うのだろうか？」と疑問を持つ人がいるかもしれません。

　実際に、首や腰の関節自体に痛む箇所や、可動域が狭くなっている箇所があれば、ぐるぐる体操でその部位を特定し、刺激を入れることが痛みの改善につながる――。

　それは、言うまでもありません。

しかし、それだけではないのです。

むしろ、ぐるぐる体操のメインの目的は、脳に刺激を送り込み、機能低下した脳の部位を活性化させることです。

つまり、**ぐるぐる回したときに、痛みがあったり、可動域が狭くなったりしているということ自体が、脳の機能低下の端的な現れ**なのです。

そこを刺激することで、神経を介して刺激をフィードバックさせ、乱れた脳バランスを整えることが、この体操の大きな目的と言っていいでしょう。

その意味で、**首、腰、目玉は、脳に最も有効に刺激を送ることができるパーツ**と私は考えています。

また、丹田《たんでん》についても触れておきましょう。

お話ししてきたとおり、アクティベータ・メソッドでは、アクティベータを使って振動刺激を送り込み、滞った神経の流れをよくすることを目指します。

これと同じことを、丹田への刺激によって行います。

東洋医学では、いわゆる「気」という一種の生命エネルギーが滞りなく循環することで、生命現象を支えていると考えます。

丹田は、この気の循環の最も重要なポイントとされる場所です。

つまり、丹田への刺激は、気のエネルギースイッチを押すことになります。

その刺激が、**低下した脳機能を活性化させる〝稼働スイッチ〟の役目を果たす**と考えてもらえばよいでしょう。

有効な刺激を与えると、１回でもさまざまな効果が生じてきます。

首や腰の張りがなくなるなど、その微妙な変化を感じ取れるように、意識しながら行うとよいでしょう。

ただし、長年にわたって苦しんできた症状の場合、いったんよくなったかに思えても、すぐに元に戻ってしまうということは、じゅうぶん起こりえます。

そんなときこそ、**続けることが肝腎。**

そうお考えください。

効果が現れにくい人に最適な音&におい刺激

ぐるぐる体操を続けても、脳バランスのチェックテストの結果がなかなか安定しない人もいます。

そういう場合の対策もお話ししましょう。

ポイントは、**「におい」や「音」を使って、より深く脳を刺激する**ことです。

触覚刺激よりも、聴覚や嗅覚への刺激のほうが根源的と言ってもいいかもしれません。

樹上からサバンナに降りた私たちは、敵の存在をにおいや音で知り、戦ったり逃走したりして生き残ってきました。だからこそ、においや音というものは、触覚よりも脳を強く刺激しやすいとも言えるのです。

例えば、バイバイテストがあまりうまくできるようにならず、特に左手がうまくできないとしましょう。

この場合には、左の小脳機能低下、大脳は右脳の機能低下が起こっていると考えられます。

お話ししてきたとおり、大脳から出た神経は左右でスイッチしています。

つまり、右脳が左半身を支配していますが、**においは左右でスイッチしません。**右の鼻から入ったにおいの情報は、右脳の嗅皮質に入るのです。

そこで、**右脳に刺激を与えるためには、右の鼻の穴からにおいをかぎます。**

この際にかぐにおいは、印象的な香りが勧められます。

ハッカのにおいなどが最適でしょう。もし適当なものがなければ、**歯磨き粉のにおいで代用**してもかまいません。

具体的なやり方は、右手ににおいの元（ハッカや歯磨き粉など）を持ったうえで、右手の人差し指で左の鼻の穴を塞いでください。こうすることで、右の鼻の穴だけから、においをかぐことができます。

こうして、においを20秒かぎながら、左手でバイバイテストをしてみましょう。

一方、**音の情報は、左右でスイッチしています。**左耳に入った情報は、右脳に入るのです。

そのため、音を使う場合は、左手でバイバイテストをしながら、**右の手のひらで左の耳たぶ全体をかるく20回タッピング**してみましょう。

ぐるぐる体操でなかなか効果が出にくいと感じる人には、においや音を使った方法をお勧めしています。

ぐるぐる体操と併せて行えば相乗効果も高くなるので、ぜひ試してください。

これでマスター！　脳バランス体操Q＆A

脳バランス体操に関して、患者さんからいただいたことのある質問についても紹介しましょう。

Q1 チェックテストで異常な反応が出なければ、脳機能は問題ないですか？

A1

慢性的な症状に悩んでいる人は、チェックテストをすると、たいてい、はっきりと脳機能の低下がわかるものです。

もし、チェックテストをしても異常が出ない場合は、脳のバランスに大きな問題はないと考えてよいでしょう。

しかし、脳の働きは絶えず変化しています。

「自宅でのチェックテストでは異常の出ない人が、職場でやってみると異常が出る」とか「誰かに見られている状況では、とたんに結果が変わる」ということもありうるのです。

逆に言えば、こうした観点から、自分の脳の働きが低下しやすい場面を知ることもできるでしょう。

なお、健康状態に悪いところがなく、脳バランスのチェックテストでも問題がないという人も、チェックテストやぐるぐる体操を、できれば毎日続けてください。

私たちの健康状態は、日々、微妙に変動しています。

「昨日はなんともなかったのに、今日はＶＯＲテストがうまくできない」というようなこともしばしば起こりうるのです。

脳バランス体操は、日々の健康管理法のような役割も果たせるでしょう。

しかも、毎日続けていけば、ぐるぐる体操に加えて、チェックテスト自体も脳へのよい刺激となり、脳機能低下の予防効果も期待できます。

Q2 体操やチェックテストを行うのに適さない時間帯はありますか？

A2 チェックテストやぐるぐる体操は、原則として、いつ行ってもかまいません。

ただし、いくつか注意点があります。

寝起きに片足立ちテストをすると、寝ぼけて転倒するリスクがゼロではありません。起きてすぐの片足立ちは避けたほうがよいでしょう。

また、就寝前に、チェックテストやぐるぐる体操をすることも、あまりお勧めできません。

テストを行っているうちに、テンションが上がってしまう人がいるからです。

テンションが上がれば自律神経の交感神経が優位となり、自然な眠気をもたらす副交感神経が優位の状態から遠ざかってしまいます（第5章で後述）。

その場合、寝つきにくくなりますから、就寝前は避けたほうがよいでしょう。

また、「体の状態をできるだけ客観的に調べる」という観点からは、入浴後もあまりお勧めできません。

入浴によって筋肉や関節が温められると、関節の可動域が広がり、平時よりも動かしやすくなります。

そうなると、こわばりがあり、可動域が狭くなっている箇所が発見しにくくなるというマイナス面があるからです。

Q3 どのくらいの期間、続けるのがいいですか？

A3 チェックテストやぐるぐる体操で、異常が出ているうちは、毎日刺激を入れ続けてください。
チェックテストとぐるぐる体操の両方とも、異常がなくなるまで続けるのが理想的です。

そして、これまでもお話ししてきたとおり、異常がなくなってからも、健康管理のために脳バランス体操を続けていくことをお勧めします。

Q4 深呼吸とウォーキングがセットになっているのは、なぜですか?

A4 酸素、栄養素、刺激。この3つがそろっていないと、神経細胞がきちんと働きません。

高齢者が骨折して動けなくなると、筋肉からの刺激が脳に届きにくくなります。加えて、寝ている時間が長くなることで血流も低下しますから、じゅうぶんな酸素や栄養素も、脳の神経細胞に供給されません。

その結果、寝たきり↓脳の機能低下↓認知症と否応なく進んでしまいます。

そこで、まず深呼吸を行い、じゅうぶんな酸素を脳に送り込むことが重要です。ウォーキングも、歩くことで関節の受容器から刺激が入り、神経を介して有効な刺激が脳へ伝えられます。

加えて、歩けば血流がよくなるので、脳に酸素と栄養素がじゅうぶんに送り届けられます。

このように、深呼吸や軽い運動であるウォーキングを併用し、酸素や栄養素をきちんと脳に送り届けることで、脳バランス体操の刺激が伝わりやすくなるというわけです。

Q5 体操をやってはいけないケースもありますか？

A5 強い炎症が現に起こっているときは、避けてください。

あるいは、首や腰、目玉を動かすと強い痛みを感じる場合も、ぐるぐる体操は控えておきましょう。

無理に動かすと、患部をより悪化させるリスクがあるからです。

その場合は、炎症や痛みがある程度治まってから始めるようにしましょう。

第5章

なぜ脳バランス体操で不調が消え去るのか？

画像診断と症状は必ずしも一致しない

第2章でも述べたとおり、しつこい痛みや不調に悩む人の多くは、たいてい数々の病院や治療院を巡った後、当院にやってきます。

そのときには、診断名もわかっていますし、原因らしきものも判明しています。困ったことに、ご本人に診断名や原因らしきものが知らされているのに、治療や施《せ》術《じゅつ》が効果を上げていないのです。

それらの診断名や検査が間違っているとは、私は考えていません。問診や診察・検査によって、患者さんの病態を正しく突き止められている。それなのに、なお、症状が取れないことがしばしばあるのです。

慢性化した症状は、「筋・骨格系」と「自律神経系」の2つに分けて考えることができます。

まず、ここでは最新の医学研究の知見にもとづいて、**筋・骨格系の慢性痛**に焦点を当ててみましょう。

整形外科では、腰痛やひざ痛、股関節痛といった筋・骨格系の症状に対して、主に画像によって診断が行われます。

例えば、腰痛に悩む人の多くは、医師から画像診断を使って説明を受けているでしょう。

腰部椎間板ヘルニアなら、画像を見せられて「ここで椎間板が飛び出しています」などと医師から話をされているはずです。ヘルニアとは、「本来あるべき体の場所から、飛び出してしまった状態」をいいます。

画像を見せられれば、ヘルニアが神経を圧迫しているのだから、痛くて当たり前なのだと、多くの人が思い込んでしまうでしょう。

また、ひざの画像を見せられて、「軟骨がすり減っていますね」と言われれば、患者さんは「そのとおり」と思ってしまいます。

しかし、ここで強調しておきたいのは、ヘルニアや軟骨のすり減りが事実あるにしても、その部位の変性が痛みの原因とは限らない、という点です。

近年の医学研究によって、こうした**画像診断と、痛みやしびれといった症状が必ず**

しも一致しないことがわかってきています。それは、整形外科の領域ではすでによく知られている情報と言っていいでしょう。

椎間板が飛び出し、重度のヘルニアがあることが画像で確認できている人の中に、腰にまったく痛みを感じない人が多数いるのです。

同じように、ひざの軟骨がすり減っていても、痛みを感じない人もいます。

一方、椎間板にはまったく異常がないのに、椎間板ヘルニアとまったく同様の症状に悩まされている人もいますし、画像診断ではなんともないのに、ひざの慢性的な痛みに悩まされている人もいるのです。

腰やひざを手術すると、確かに痛みやしびれが消える人はいます。

その一方、術後も痛みやしびれが取れない人もいるのです。

このことは、腰やひざに限らず、多くの筋・骨格系の痛みやしびれに当てはまります。痛み・しびれに限らず、筋肉のこりやこわばり、可動域の狭さなどについても、当てはまります。

私自身、こうした数々の症例を見てきて、**「画像診断では痛みやしびれ（症状）の**

真の原因はわからない」と考えるようになりました。

では、その症状はいったい、どこからやってくるのでしょうか？

私たちの体には痛みをやわらげるシステムがある

ここでは、最もわかりやすい腰痛を例にしてお話ししましょう。

腰痛のうち、原因がはっきり特定できない腰痛を、**「非特異的腰痛」**といいます。

非特異的腰痛の代表例は、慢性腰痛やギックリ腰などが挙げられます。

これに対して、原因が特定できる腰痛が**「特異的腰痛」**。こちらは、腰部椎間板ヘルニアや腰部脊柱管狭窄症《せきちゅうかんきょうさくしょう》などがあります。

ここで注目したいのは、腰痛のうち、非特異的腰痛が全体の85％を占めるというデータが出されている点です。

つまり、**腰痛のうち9割近くが、原因がはっきりわかっていない**のです。

しかも、原因が特定できる腰痛にしても、例えば腰部椎間板ヘルニアは、画像検査によって腰椎にヘルニアがあることが確認できているだけに過ぎません。

先ほどお話ししたとおり、その画像所見が必ずしも症状と一致しないことがわかってきています。

つまり、原因が特定できるとされている特異的腰痛にしても、痛みとの関連は、極めてあやふやなのです。

では、なにもわかっていないのか、と言うと、そうではありません。

新たに判明してきたこともあります。

腰痛が発生し、なかなか治らない背景には、腰への負担だけではなく、心理社会的要因が深く関与していると考えられるようになっているのです。

腰痛を例に取りましたが、これは多くの慢性痛についてもあてはまります。

心理社会的要因とは、わかりやすく言えば、心理的なストレスです。

心理的なストレスが痛みを引き起こしたり、悪化・持続させたりする危険因子となっているのです。

これは、どういうことでしょうか。

もう少し詳しくお話ししましょう。

私たちの脳には、痛みを抑制するシステムが複数存在しています。

1つめは、下行性疼痛《とうつう》抑制系と呼ばれるシステムです。

体のどこかが壊れたという情報が脳に届くと、それが視床下部の隣にある中心灰白《かいはく》質《しつ》という部位に伝わります。

すると、ここから、痛み情報が伝わるのを抑制するノルアドレナリンやセロトニンが放出され、痛みを抑えるのです。

スポーツの試合中に選手がケガをしたとき、試合中はほとんど痛みを感じないことがあります。そうした場面で、このシステムが働いていると考えられます。

2つめが、ドーパミンシステムです。

ドーパミンは、「やる気のホルモン」とも呼ばれる神経伝達物質です。

脳が痛みを感じると、中脳からドーパミンが分泌されます。ドーパミンが分泌されると、脳の側坐核《そくざかく》などを刺激し、脳内モルヒネであるエンドルフィンの分泌が促されます。この脳内モルヒネが鎮痛作用をもたらします。

こうした痛みを抑える複数のシステムが、心理的ストレスがかかることによって、うまく機能しなくなるのです。

ネガティブな感情が痛みを治りにくくする

私たちの脳の中で、情動や記憶と密接に関連しているのが、大脳辺縁系の海馬《かいば》や扁《へん》桃体《とうたい》という部位です。

不安や恐怖感といったネガティブな感情があると、海馬や扁桃体の活動が高まります。するると、先ほどの痛みを抑制するシステムが働きにくくなるのです。

痛みを抑えるシステムがじゅうぶんに働かないと、患者さんは痛みを強く感じることになります。

しかも、感じる痛み自体も、本人にとっての大きなストレスとなります。

「また痛むのではないか」「痛んだらイヤだな」いう不安が扁桃体の活動を高めると

いう悪循環も起こってきます。

こうして、痛みはいよいよ治りにくくなり、しだいに慢性化していくのです。

このように、痛みを抑制するシステムがじゅうぶんに機能しなくなっているときには、同時に脳機能の低下が引き起こされています。

さて、この構図と、私が本書で述べてきた脳バランスの乱れがどのように関係するかは難しい問題です。

鶏が先か卵が先か、と似たような議論で、脳の専門家ではない私が安易に結論づけるべきではないでしょう。

心理的ストレスが脳機能を低下させ、脳バランスを乱すこともあるでしょう。

逆に、脳バランスの乱れが先行して起こり、心理的ストレスと相まって、痛みをやわらげるシステムが働きづらくなる可能性もあるでしょう。

このとき、脳が正しく働いているときに保たれる統合状態は、乱れてしまっているはずです。

いずれにしても、治りにくい痛みの真の原因は、この機能不全を起こした脳にあるのです。

この状況に対応できるのが、脳バランス体操です。

脳バランス体操は、機能低下した脳に刺激を送ることで活性化させ、脳の機能不全を回復させます。それにより、痛みを緩和するシステムもじゅうぶんに働くようになれば、痛みの症状がやわらいでくるのです。

私はカウンセリングの際、しつこい痛みを抱える患者さんの話を、時間をかけてじっくり聞くように心がけています。

痛みを治りにくくさせている要因が、必ずと言ってよいほど、患者さんのお話の中に隠されているからです。

1つは、これまで触れてきたような心理的なストレスの問題です。

ネガティブな感情を引き起こしているのは、過去のトラウマ的な出来事かもしれませんし、現在の仕事のプレッシャーかもしれません。

もし、そうした心理的ストレスがあり、慢性痛に影響しているとしたら、それは、いったいなんなのか――？

それを患者さんといっしょに考えていきます。

同時に、痛みを治りにくくしている、もう1つの要因も検討していきます。それは、**患者さん自身が「自分の症状は治らないのだ」と学習してしまうこと**です。患者さん自身が治らないと思い込んでいると、痛みは容易によくなっていきません（この点については、第6章で詳しく触れます）。カウンセリングでは、これらのポイントを患者さんにレクチャーしながら、慢性化した症状を治りにくくしている要因を見極めていきます。

脳バランス体操で痛みがやわらぐ理由

ここで、器質的疾患と機能的疾患の違いについて、簡単に触れておきましょう。

・**器質的疾患……骨などの組織の構造に、戻しにくい変化が起こっている疾患**
・**機能的疾患……組織の機能が低下した状態によって生じる疾患**

脳バランス体操は、機能的疾患としてのさまざまな慢性痛に対して効果を発揮します。

脳バランスの乱れによって神経の流れが滞り、筋肉の働きも低下し、それが痛みを引き起こしている場合、そのおおもとになっている脳バランスの乱れを修正すれば、筋肉の働きもよくなり、痛みが改善していくのです。

それだけではありません。

脳バランス体操は、器質的疾患による症状の軽快にも役立つと私は考えています。

もちろん、痛む関節や背骨に生じた「構造的な変性を矯正する」ことはできません。

しかし、脳バランス体操が、「器質的疾患による痛みを軽減する」効果は大きく期待できるのです。

なぜ脳バランス体操で痛みが消えるのか？

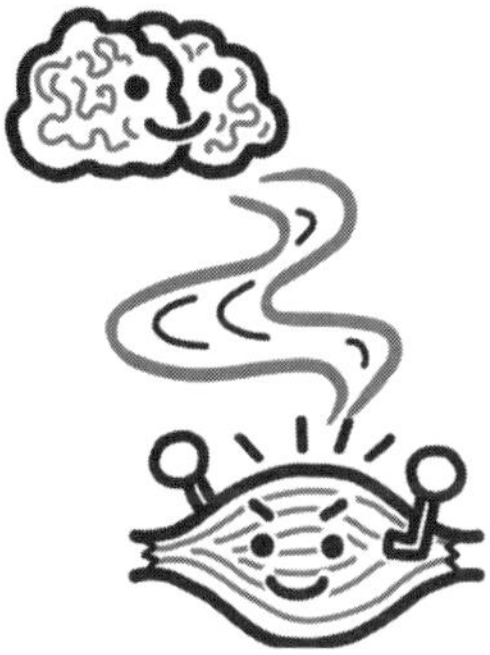

神経の流れが整うことで
筋肉が正常に働く

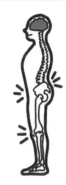

背骨や関節をしっかりと
支えられるようになる

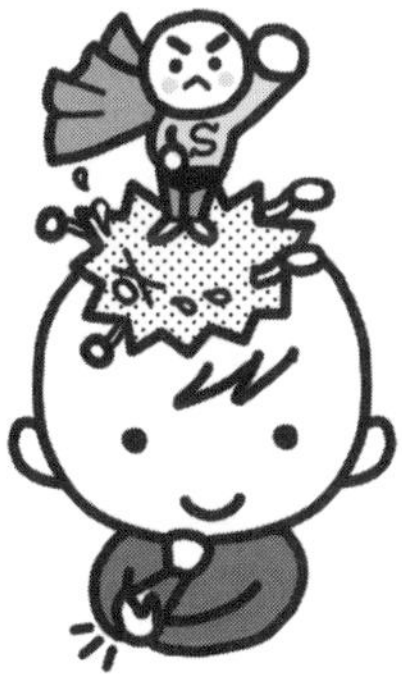

痛みを抑制する
脳のシステムが活性化

例えば、器質的疾患である椎間板ヘルニアや脊柱管狭窄症の人においても、背骨を支えているのが筋肉であることに変わりはありません。

筋肉は神経に支配されています。筋肉が単独で硬くなったり、柔らかくなったりすることはありません。

脳バランス体操によって、神経の流れや働きが正常になれば、**筋肉も正常に働くようになり、以前よりも背骨や関節をしっかりと支えられるようになります。**

このように、患部を支える筋肉の働きをよくすることに加えて、脳機能が整えば、痛みを抑制するシステムもよく機能するようになります。

これらの相乗作用で、脳バランス体操は、筋・骨格系に起こる疾患の症状軽減に有効と考えられるのです。

脳バランス体操が有効と考えられる、筋・骨格系の主な疾患は以下のとおりです。

慢性腰痛、ぎっくり腰、椎間板ヘルニア、脊柱管狭窄症、股関節痛、ひざ痛、四十肩・五十肩、肩こり、首痛、首こり、ストレートネック、寝違え、手足や首

のしびれ、ひじ痛・テニス肘・ゴルフ肘、背中のこり・背中痛、足首痛、足底筋膜炎など

魔法のように痛みが消失！

■腰椎すべり症を患う看護師

Kさん（47歳・女性）は、整形外科に勤める看護師。**腰椎《ようつい》すべり症で、20年近く悩んできました。**その間ずっと勤め先でブロック注射を打ってもらっていたといいます。

ほかに、リハビリの腰痛体操と骨盤矯正を行うことで、痛みをなんとかやり過ごしてきたのです。

Kさんの友人が当院で症状がよくなったという話を聞き、来院されました。

Kさん　「石井先生は骨盤矯正はやらないのですか？」

石井　「骨盤矯正だけをやっても、元の原因である脳バランスの乱れを調整しておか

なければ、あまり意味がないと考えています」

Kさん「そうなんですね。これまで骨盤矯正を受けてきましたが、たしかになかなか効かない感じなんですよ（苦笑）」

座った状態で、Kさんが上体を前に倒したときと、後ろに反らしたときの両方で、腰に痛みが出ていました。

アクティベータ・メソッドで、背中の1カ所に振動刺激を入れると、その痛みは直後から感じなくなりました。

次に、うつぶせになってもらって、下肢長反応検査《かしちょう》などのチェックを行い、さらにアクティベータで刺激を行いました。起き上がると、長年の間、悩まされていたKさんの腰の痛みは、もう消えていました。

「不思議です！　まるで魔法にかけられたみたいな気がします」

笑顔になったKさんの表情が、とても印象的でした。

脳バランスが乱れると自律神経も乱れる

筋・骨格系の話に続いて、**自律神経系の不調**について考えてみましょう。

私の治療院には、筋・骨格系の疾患だけではなく、自律神経系の不調によって起こる症状に悩み、来院する人が少なくありません。

頭痛、めまい、耳鳴り、不眠、疲労感、うつなどの症状は、原因がはっきり突き止められないケースも多く、慢性化しがちです。

こうした**自律神経系の不調においても、実は、脳バランスの乱れが関係しているケースが相当ある**と考えられます。

実際、しつこい不調に悩む人に、脳バランスのチェックテストをやってもらうと、左右の脳バランスが乱れているケースや、全般的な脳機能の低下が起こっているケースが多く見つかります。

当然ながら、脳バランスが乱れたり、脳機能の全般的な低下が起こったりしているときには、自律神経系にも悪影響が及び、その働きが乱れています。

さらに、自律神経は感情の影響を大きく受けるため、**心理的なストレスがある場合には特に乱れやすい**のです。

ちなみに、自律神経とは、本人の意思とは無関係に働き、内臓や血管などをコントロールしている神経です。

自律神経には、主に日中に優位になり、アクティブな活動を支える**交感神経**と、夜になると優位になり、休息の神経として働く**副交感神経**があります。

両者は、互いにバランスを取り合うように働くことで、体の調子を整えます。

しかし、心理的なストレスが強かったり、脳バランスが乱れたりして、慢性痛が引き起こされているような状況では、同時に、自律神経の働きも乱れて、多くの不定《ふてい》愁訴《しゅうそ》が起こりやすくなります。

脳バランス体操が有効と考えられる、自律神経系の主な疾患は以下のとおりです。

慢性的な疲労感、だるさ、めまい、耳鳴り、不眠、片頭痛、動悸《どうき》、ほてり、微熱、手足のしびれ、便秘、下痢、口やのどの不快感、頻尿、残尿感、イライラ、不安感、疎外感、落ち込み、やる気が出ない、うつなど。

あなたの自律神経のバランスを確認しよう

自分が自律神経失調症かどうかが気になる人は、次の項目を確認してください。

□不眠症がある
□急に息苦しくなることがある
□動悸がすることがある
□頭痛がすることがある
□めまいを感じることがある
□立ちくらみすることが多い
□胃がもたれることが多い

□**疲れがなかなか取れない**
□**仕事をやる気が起こらない**
□**ちょっとしたことでも腹が立ち、イライラすることが多い**

いくつ、チェックがつきましたか？
あくまでも目安ですが、以下のように考えられます。

0〜1個　↓　自律神経の乱れはほとんどないでしょう
2〜6個　↓　自律神経がやや乱れています
7〜10個　↓　自律神経がかなり乱れています

困ったことに、自律神経がやや乱れている人も、自律神経がかなり乱れている人も、その原因がはっきり特定できることは少ないものです。
多くは、あいまいに「自律神経失調症ですね」と言われるか、うつなどの精神症、女性なら更年期障害と診断されるケースが多いでしょう。

しかも、そうした診断がなされても、**これらの症状は、薬によってパッと消えるようなものではありません。**

例えば、耳鳴りやめまい。これらの不定愁訴は、耳鼻咽喉科で検査をしても、明確な原因が特定できないことがよくあります。

自律神経失調症や更年期障害の1つと見なされることもありますし、検査の結果、「異常なし」や「原因不明」という結果になることもあります。

しかし、異常なしと言われても、現に耳鳴りやめまいの症状が続いている場合、ご本人にとってつらいことに変わりはありません。

このように、原因不明や異常なしと言われてしまう不調や、**長年にわたり続いている不定愁訴に悩んでいる人にこそ、脳バランス体操を試してほしい**のです。

脳バランス体操で自律神経が整う理由

自律神経が乱れている人は、**脳バランスのチェックテストと脳バランス体操を、毎**

日ぜひ続けてみてくださいとお話ししています。

心理的なストレスがあると、それは、脳バランスの乱れを引き起こすと同時に、自律神経の乱れも引き起こします。

もちろん、このとき、おおもとの心理的ストレスを軽くできればよいのですが、言葉でいうほど簡単なことではありません。

例えば、上司がかけた同じ言葉を、プレッシャーと感じる人と、励ましと感じる人がいます。

なんらかの外的な刺激（この場合、上司の言葉）は、その人個人の感じ方や考え方によって、圧迫とも激励ともなるのです。

だからこそ私は、とりあえず脳バランスを整えることをお勧めしています。

脳バランスが整い、脳が以前より活発に働くようになると、大切な気づきも起こりやすくなります。

この場合の気づきとは、**自分自身の置かれている状況を認める**ことです。

「私はこうした事情があり、だからつらいのだ」と自分で認めることができると、そ

なぜ脳バランス体操で自律神経が整うのか？

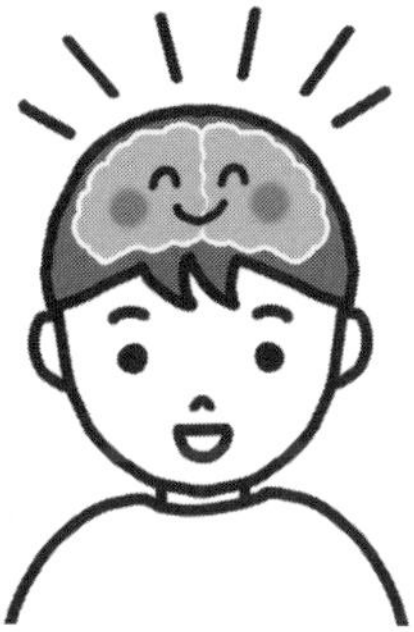

脳が活発に働くことで
「気づき」が起こる

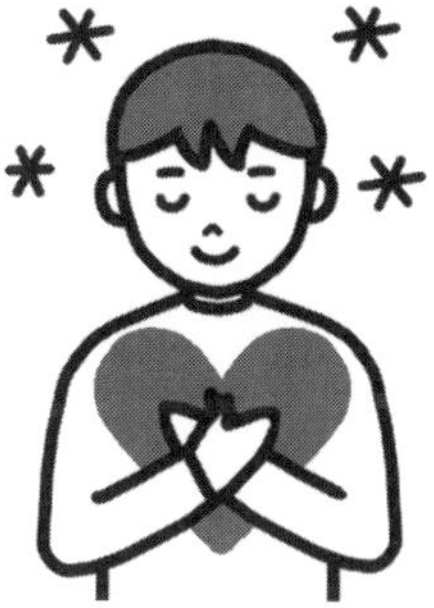

それまでの心理的
ストレスが軽くなる

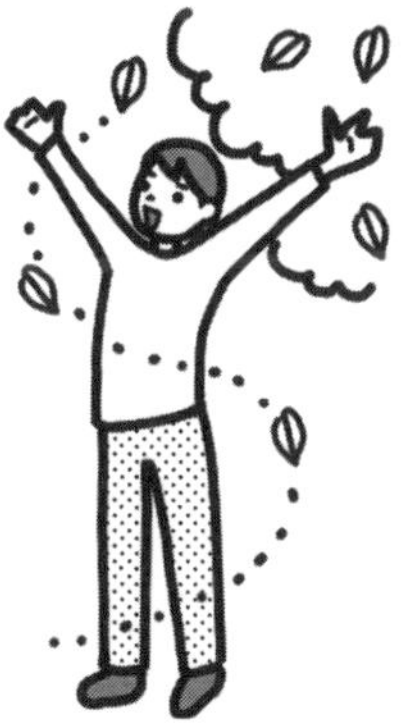

感情面が安定し自律神経の
バランスが回復する

れだけで、従来の心理的ストレスが軽くなることは少なくありません。

そうなれば、いよいよ脳機能の状態もよくなり、症状が快方に向かい始めます。

また、**脳バランス体操によって、体を動かす効果**も見逃せません。

例えば、表情筋が笑顔になるような筋肉の運動は、脳内へ喜びの感情を引き起こします。

ウォーキングやヨガなどを行うと、気持ちが楽になったりすることがありますが、これも、筋肉の動きによって感情によい影響が与えられた例と考えられます。

つまり、脳バランス体操を習慣にすることで、感情を変化させていくことが可能になります。

恐怖や不安といったネガティブな感情が交感神経を過緊張させ、自律神経のバランスの乱れを引き起こすことは、すでにお話ししたとおり。

脳バランス体操のウォーミングアップや補足運動として推奨している「深呼吸」や「ウォーキング」も、感情面の安定のためにも役立ちます。

体操と運動による効果で感情が安定することによって、自律神経のバランスの回復

も早まってくるでしょう。

脳バランスの調整効果と、運動効果の相乗作用によって、脳バランス体操は、自律神経系の治りにくい不調の改善にも貢献するのです。

すべての不調が治った！

多くの不定愁訴に悩む女性

Lさん（50歳・女性）は、数々の不定愁訴に悩まされてきました。**味覚障害、舌の痛み、胸やけ、胃の不快感、胃痛、のどの違和感、首こり、睡眠障害、股関節やひざの痛み、耳鳴り、疲労感**など、数多くの症状がありました。もう4～5年間、悩んできたといいます。

内科では、逆流性食道炎や慢性胃炎の薬をもらい、整体に通ったり、気功を試したりしていましたが、効果はありませんでした。また、自律神経失調症や更年期障害の診断も受けていました。

当院では、脳バランスを整えながら、カウンセリングも行っていきました。すると、Lさんの症状は、日を追ってよくなっていったのです。

具体的な経過を紹介しましょう。

5月9日　初めての来院。カウンセリング、アクティベータ・メソッドなど
5月13日　「のどの違和感が楽になって、声が出しやすくなりました」
5月21日　「胃の状態がよくなりました。大きな峠を越えたような気がします」
5月23日　「だいぶ調子がいいです。昨日はよく眠れました」
5月27日　「のどの状態は落ち着いています」
5月31日　「ここ数日は、夜ぐっすり眠れます」
6月24日　最後の通院

Lさんの場合、**2カ月足らずで、多くの不定愁訴が消えていき、ほぼ完治に至りました。**

脳バランスを整えることで、脳の機能が安定したことが、さまざまな症状の改善に大きく貢献したと考えられます。

また、**カウンセリングを通じて、自分を見つめ直していくことが、Lさんに精神的な安定をもたらしました。**

ご本人も、「自分の考え方の癖に問題があるのかもしれない」と最初から考えていたようです。

そうした人の場合、脳バランスを整えることが大きな後押しとなって、心身の状態がアップしていくのです。

脳バランス体操がイップスにも効く理由

スポーツなどのイップスでは、ある動作を始めようとすると無意識に筋肉が収縮し硬くなったり、筋肉が自分の意思に反して動かなくなったりします。それまでスムーズにできていたプレーが、思いどおりにできなくなります。

このとき、脳ではなにが起こっているのでしょうか。

イップスの患者さんには、脳バランスが乱れている人が多いことがわかっています。

片足立ちテストをしてもらうと、右は10秒くらいできるのに、左は全然できないといったように、バランスがかなり乱れた人も目立ちます。

また、通常時には脳バランスの乱れが見られないものの、**イップスの起こる特定の条件下になると（例えば、ゴルフのパターをするとき）、反応が出る人**もいます。

つまり、イップスが起こるような条件下では、脳のバランスが乱れているということです。

左右の脳バランスが乱れると、その影響で、自律神経のバランスも乱れます。

自律神経のバランスが乱れ、交感神経が過剰に興奮すれば、筋肉が過度に緊張してしまいます。

逆に、副交感神経が過剰に興奮すれば、筋肉は緩みすぎてしまいます。

いずれにしても、この自律神経のバランスの乱れた状態では、筋肉を適切にコントロールすることができず、イップスが起こってくると考えられます。

脳バランスが乱れると、小脳の働きも乱れてきます。

小脳は、第３章でもお話ししたとおり、体をスムーズに動かしたり、筋肉をうまく協調させて運動させたりするときに重要な働きをしています。

その小脳の働きに異常が起こる結果、イップスのぎこちない動きが生じてくると考えられるのです。

ちなみに、意外かもしれませんが、**イップスになりやすいのは感覚派より理論派の人**です。

しかし、本来、運動というものは、無意識に体が動いてこそ、うまくいくことが多いものです。

つまり、自分の感覚を信じられる人がうまくやれる――。

イップスの人は、自分の感覚が信じられなくなっているのです。そうした意味でも、「バランスが乱れている」と言えるかもしれません。

イップスの患者さんには、脳バランスの乱れをチェックし、脳機能の低下が起こっている側に、脳バランス体操で刺激を入れていきます。

これによって、脳バランスがしだいに整ってきます。

すると、自律神経の乱れが解消し、体が思うように動かないという状態がしだいに解消されていくのです。

また、スポーツなどの限定された条件下ではなく、日常生活でもイップスに似た障害が起こることはあります。

字がうまく書けなくなる（書痙《しょけい》）、声がうまく出ない、うまく歌えない、眼瞼痙《がんけんけい》攣《れん》、階段恐怖（階段を下りるのが怖い）など、症状はさまざまです。

こちらの症状のほうが、たいていはイップスよりも根深く、治りにくいものが多いのです。

しかし、考え方としては同じです。

左右の脳バランスを調べて、脳の機能を回復させるように、脳バランス体操を続けてください。

書痙が完治し手紙が書ける！

文字が書けない女子大生

Mさん（19歳・女性）は、大学生。**書痙**に悩んで来院しました。**字を書くときに震えてしまい、思ったようにペンが動かせない**とのことでした。

病院に通って治療を受けていましたがよくならず、つらく苦しい日々を過ごしていました。

Mさん　「私、今の大学には特待生で入学しているんです。特待生は、学年順位で30位以内に入らないといけなくて……」

石井　「成績が下がるとまずいのですね？」

Mさん　「はい。30位以内に入らないと、学費免除の資格を失ってしまいます。字が書けなくなったら、成績が下がってしまいそうで……」

石井　「その不安が、書痙を招いた原因の1つかもしれません」

Mさんの両親は、自宅をローンで購入したばかりでした。

そのため、学費が免除されなくなったら、両親に迷惑をかけてしまう――。

Mさんはひどく心配していました。

特待生のプレッシャーが、Mさんにとって強い心理的なストレスとなっていたことは間違いありません。

Mさんの脳バランスを調べると、バイバイテストで**右小脳の機能低下**が見られました。つまり、**左大脳の機能低下**があるということです。

脳バランス体操を自宅で続けてもらいながら、アクティベータでの施術とカウンセリングを続けたところ、2カ月ほどで書痙が完治。

字が問題なく書けるようになったのです。

治療後、Mさんからは、**自分の手で書いたお礼状**が届きました。

「石井先生に2つ、報告があります。1つめは、無事に大学の特待生を継続できたこと。2つめは、このように、きちんと字を書けるようになったことです」

「石井先生の治療院に通う前は、病状が悪化していて、学業にも追われ、とてもつらかったです。石井先生に出会い、今までに一度も体験したことのない治療を教えていただき、いっしょに進めたおかげで、ここまで回復することができました」

「石井先生には、本当に感謝しかありません。ありがとうございました」

イップスに悩む人も、日常生活でイップスに似た症状に苦しんでいる人にも、ぜひ脳バランス体操を試してほしいと思います。

脳バランス体操は、少しずつ現状を変えていくことができる体操です。

脳は、刺激をきちんと入れれば、その刺激に1つ1つ反応します。

つまり、脳バランス体操を毎日続けることで、刺激を積み重ねていけば、脳自体の働きにも必ず変化が現れてきます。

その場で思ったほどの効果が出なくても、あるいは、いったんよくなったものの、悪い状態に戻ってしまったとしても、信じて続けることがとても大切です。

第6章

体操の効果を上げる7つの習慣

「自分の症状は治らない」と脳に学習させるな

アクティベータ・メソッドによる施術を行い、脳バランス体操を続けてもらっても、なかには、効果が現れにくいケースもあります。

そうした人たちの場合、理由ははっきりしています。

脳バランス体操の効果が現れにくいケースでは、**治ることを阻むものが、あなたの中にある**のです。

あなたは、自分の症状は治らないと学習してしまっている――。

それが、**治りにくい一番の理由**です。

「治らないと学習する」とは、どういうことでしょうか。それには、いろいろな要素が関連しています。主要なものをいくつか挙げてみましょう。

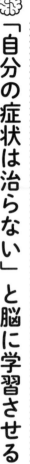

【あなたがよくなることを阻むもの】

・レントゲンやMRIの画像所見や診断名
・インターネットのネガティブな情報
・安静志向
・極度の過労や運動不足
・「長年さまざまな治療を試したのに治らなかった」という事実
・過去のつらい体験やトラウマ（その記憶や映像）
・現在のストレス
・自身の（潜在的な）願望

こうした要因が絡まり合って、症状を治りにくくしています。

私がカウンセリングをしっかり行うのも、難治症状をよくするために、**患者さん自身がどのような問題を抱えているか（つまり、その患者さんのよくなることを邪魔している要因がなにか）を知っておく必要がある**からです。

次項で、そうした要素を解説し、個々の対応策についても紹介しましょう。

1 画像診断がすべてと思わない

レントゲンやMRIの画像所見は、とても雄弁です。

もしも画像診断で首の骨に椎間板ヘルニアが見つかれば、患者さんは「私の手のしびれは、首の神経がヘルニアで圧迫されているからだ」と納得してしまうものです。**画像を見せられれば、あたかもそれが客観的な事実（病気の証拠）のように見える**からです。

その結果、あなたの脳が「治らない」と学習してしまいます。


しかし、前章でも指摘したとおり、「画像診断と症状は一致しない」というのが、最新の医学研究の考え方です。

画像にヘルニアが映っているなら、あなたの首にヘルニアがあることは間違いありませんが、**その画像がすべてを決定するものではない、と理解しておきましょう。**

ヘルニアがあっても、痛みを感じない人が多数いるのも事実なのです。

体操の効果を上げる7つの習慣 2 病名を重んじすぎない

医師の言葉も、自分は治らないのだと脳が学習するきっかけとなります。

極端なことを言えば、**診断名がついただけで、それを治らない〝証拠〟として脳が受け取ってしまうこともよくある**のです。


「私は、脊柱管狭窄症《せきちゅうかんきょうさくしょう》だから治らないんだ」

「私は、変形性股関節症だから治らないんだ」

心のどこかで、あなたは、そんなふうに思っていませんか？


第1章で紹介したミュージシャンのHさんは、糖尿病の病歴がありました。

ギターが弾けなくなるイップスに陥ったとき、Hさんは「これは糖尿病の進行による神経障害だ」と信じていました。

そう信じることで、イップスの症状は強化されていたのです。

脳バランスを整えることでHさんのイップスは解消しましたが、このように病名や診断名だけでも、それがマイナスに働いてしまうケースは少なくありません。

「医師が診断を間違えている」と言いたいわけではありません。

画像診断の結果と同様、**病名や医師の言葉も、あなたが治らなくてもよいお墨つきとして機能してしまうリスクがある**ということ。

これを心に留めておくだけでも、結果はずいぶん違ってくるはずです。

体操の効果を上げる7つの習慣 3 ポジティブな情報を探す

しつこい痛みや不調に悩む人は、自分と同じ症状をインターネットで検索することが多いものです。

インターネットで見つかる情報は、役立つものもないわけではありませんが、同じ症状に悩む患者さんにとって、**インターネットはマイナスになる情報のほうが多いの**

も事実。

なぜなら、たいていは、その情報を公開している人自身がまだ治っておらず、自分のつらさを公開するケースが多いからです。

そうした意味で、インターネット情報にはポジティブな要素が少ないとも言えるかもしれません。

「体温計で熱を測ったら、高熱が出ていた。つらい」というのは情報として発信するケースがあるでしょうが、「体温計で熱を測ったけど、今日の私は平熱です」では、そもそも発信する気にならない。

インターネットやSNSには、治っていない人がつらい症状日記などを書くことも多いので、それらをすべて鵜呑《うの》みにしてしまうことは、よくありません。

そんな情報のみをインプットしていたら、治らないイメージがいよいよ脳に刷り込まれるばかり。

そこで、インターネットを見るときは、できるだけ**ポジティブな記事を探す**ように心がけてください。

治らない人の情報を学習記憶するのではなく、治った人の情報を参考にして、**「治る学習記憶」を増やしていく**ようにしましょう。

体操の効果を上げる7つの習慣 ④

安静は大敵と知る

痛みが慢性化すると、痛みに襲われることを怖れるあまり、できるだけ安静にしておこうと考える人が多く見られます。

しかし、こうした安静志向は、改善の大敵。

例えば、腰痛対策として「安静にしてはいけない」というのは、すでに治療の原則となっています。

「自分の腰は悪いんだ」と脳が学習していると、無意識的に腰をかばうようになります。すると、筋肉が余計に緊張します。

そのうえ、「腰を大事に」「安静に」と意識して日常生活に心配りをしていると、そもそも腰を動かさなくなってしまいます。

大事にするあまり、筋肉を使う回数・量が減れば、筋力は自然と落ちていきます。筋力が落ちれば、当然、痛みの出ている患部を支える筋肉群の筋力が弱まります。

すると、筋肉が患部をじゅうぶんに支えられなくなり、余計な負担が腰にかかることになり、痛みが強まります。

しかも、**安静にする結果、関節の受容器からフィードバックされる脳への電気信号が減ります。**

刺激の足りていない脳はうまく働かなくなり、脳バランスがさらに乱れていくというわけです。

この悪循環を断ち切ることが、治癒《ちゆ》への第一歩です。

患部に炎症があり、激しい痛みが生じているケースでは、すぐ動かすことは勧められませんが、患部の炎症が鎮まったら、できるだけ早く体を動かし始めましょう。

5 疲れ切ったら心身を休ませる

脳バランスのチェックテストをくり返すと、脳の刺激となり、だんだん上手にできるようになっていきます。

例えば、バイバイテスト。続けて2回やった場合、2回めのほうがうまくできることが多いでしょう。

しかし、なかには、バイバイテストをくり返すと、**2回めのほうが結果の悪くなる人がいます。**

その場合に考えられるのは、**ひどく疲れている人**です。継続してバイバイテストをしても、効果的ではありません。

では、どうしたらいいでしょうか。

こうした人こそ、脳バランス体操のウォーミングアップや補足運動としての、**深呼吸とウォーキング**をしっかり行ってほしいのです。

ひどく疲れているときは、部屋を暗くして、心を落ち着かせて深呼吸をしてみましょう。

深呼吸を5分間しっかりと行った後で、バイバイテストを試してみてください。

深呼吸によって、脳に足りていなかった酸素が供給されることで、バイバイテストが以前よりもよくできるようになっているはずです。

体操の効果を上げる7つの習慣 6

気づきを変化のきっかけに

脳は、内的欲求が強ければ強いほど、発する電気信号が活発になり、言動や体の状態にポジティブな影響が現れます。

皆さんも、自分の好きなことは、たちまち覚えられるでしょう。

一方、嫌いだ、苦手だと思っていることは、なかなか覚えられません。

意識のうえでは「治りたい」と思っていても、無意識的に「治らないはずだ」と脳が学習記憶していると、脳内の電気信号が出にくいため、効果が現れにくいのです。

このことは、イップスに悩む人にも当てはまります。

重要な試合などでたまたま失敗をしてしまうと、それを契機にイップスになってしまうことがあります。

「最後の勝負が決まる局面で、緊張してパターを失敗してしまった」「大事なCM撮りの録音で、声が出なかった」等々。

失敗のイメージが強く脳に焼きつけられると、それが強い心理的ストレスとなり、脳の機能低下や誤作動を引き起こし、イップスの症状を生み出します。

「治らない」という学習記憶が治癒を遅らせてしまうのと同じように、失敗の記憶が脳のスムーズな働きを妨げてしまうのです。

その意味で、私はなによりも**「気づき」が重要**であると考えています。

これらの学習記憶が、症状を治すブレーキになっている——。このことに、まず、気づくのが重要です。

「治らないと思い込んでいたから、なかなかよくならなかったのだ」

そう気づくことによって、ようやく、慢性化した症状の呪縛から解き放たれると言うべきでしょうか。

長年、症状が治らなかったという事実を、もう一度考えてみてください。

例えば10年間悩んできたとして、激烈な症状が四六時中、ずっと継続してきたということは、おそらくないでしょう。

10年のうちにも、症状が強いときもあれば、感じないときもあったと思います。

感じないときは、どういうときだったでしょうか。

それは、自分の好きなことに熱中しているときだったかもしれません。好きなことをしていると、痛みなどの症状を感じにくいのです。

痛みは脳がつくり出したものであり、痛みを感じにくくするのも脳の働きです。

正しく脳を働かせるためにも、気づきを通じて、よくなっていく手掛かりを見つけていってほしいと思います。

7 自分の潜在的な願望を認める

イップスに悩む患者さんを、私はたくさん見てきました。

イップスが引き起こされる最も一般的なのは、プレッシャーがかかることで、脳が機能低下を引き起こし、筋肉が正しく働かなくなるというパターンです。

その際に、本人の心の根っこにある感情や考え方、あるいは、そこまでまとまったものではないにせよ、**感情や思考の断片のようなものが、イップスを招く引き金**のような役割を担っています。

その感情や思考とは、例えば以下のようなものです。

【イップスの引き金となる感情・思考】

・負けたくない
・目標のためにがんばらないといけない
・相手を見返したい

・ここから逃げ出したい
・自分は完璧でなければならない

まだ、ほかにもいろいろとあるでしょう。

しかも、これらの感情・思考は、たいてい**理想と現実のギャップに自分自身が引き裂かれている状況から生じています。**

例えば、自分では完璧にふるまいたいと思っているのに、完璧にできない自分がいるわけです。そのギャップがきっかけとなって、恐怖や怒り、悲しみ等々の感情が沸き、制御が効かなくなります。

その結果、脳機能が正しく働かなくなることで、筋肉が異常に作動し、イップスの症状が起こってきます。

なかなかイップスが改善できないというときは、ぜひ、自分の心の根っこにあるものがなにかを考えてみてください。

自分が潜在的に願っているものを探し当てて、それを認めるだけで、とても楽になります。

声が出ないボーカリスト

歌声が復活しソロデビュー！

Nさん（27歳・女性）が、声の不調を感じ始めたのは、7年前。

それが、だんだんひどくなり、歌っていると横隔膜と声帯が無意識にギュッとしまり、声が詰まったりするようになってきました。

やがて、**音程のコントロールもできなくなっていました。声を伸ばしている途中でも、歌が切れてしまう**のです。

Nさんも、手をこまねいていたわけではありません。

治すために、ありとあらゆる治療を試してきました。一般的な耳鼻咽喉科はもちろんのこと、声のクリニック、精神科、整骨院、鍼灸《しんきゅう》院等々。

これまでに、「パニック障害」「イップス」「ジストニア」など、いろいろな診断が下ったようです。

しかし、どんな治療をしても、Nさんの症状がよくなることはありませんでした。

困ったことに、彼女は今まで属していたグループを離れて、ソロの歌手として活動を始めることが決まっていました。

しかも、ソロデビューは3週間後。そこまで押し迫った時点で、当院にやってきたのです。

Nさんの脳バランスを調べると、**左の小脳に機能低下**が見られました。つまり、**右脳の機能低下**です。

ただし、厳密には左右ともに反応が弱く、**全体的に脳が機能低下**を起こしている可能性が考えられました。

アクティベータ・メソッドや脳バランス体操などで脳機能を整えつつ、カウンセリングも行いました。

以前のレコード会社の人に、**「君は絶対に売れない」**と言われたことが、Nさんのトラウマになっていました。

「レコード会社の人を見返したい」と意識すればするほど、うまくいかなくなるのです。

また、Nさんは過去のCMのレコーディングで、歌の途中に声が詰まってしまった経験があり、それも影響を及ぼしていました。

こうした場合、まずは現在の自分に悪い影を投げかけている過去の出来事を認め、受け入れる必要があります。

「私は、レコード会社の人を見返したいと思っていたんだ。けれど、それができない自分がいる――」

このように、自分自身に起こっている感情や思考をしっかり認めて、受け入れることがとても大切です。

かつ、**「治らない」という思い込みを変えていく**のです。

脳バランスを整え、脳機能を高めることが、その大きな助けとなります。

集中的に私が施術を行った成果もあって、**ソロデビュー前のライブでは、Nさんは声が詰まることもなく、スムーズに歌うことができました。**

そして、無事にソロデビュー。

今でもテレビで、彼女の元気な姿を見ることができます。

心の根っこにある感情に目を向けよう

実は、前項の例はイップスだけでなく、しつこい痛みや不調についても当てはまることです。

慢性痛をもたらす背景には、社会心理的な要因が深く関係しています。

第5章でも紹介したとおり、私たちの体の中には、痛みを抑制する複数のシステムが存在します。

ところが、心理的なストレスがあり、ネガティブな感情が意識下に潜伏している状態が続くと、そのストレスが痛みを抑制するシステムの機能を妨げ、痛みをより強く感じさせるのです。

脳バランス体操を続けても効果がなかなか出にくい場合、**ネガティブな感情や、マイナス思考を引き起こす元になっている記憶・出来事が、あなたの中のどこかに残っている、**と考えられます。

症状がなかなか治らずに悩んでいる人は、ぜひ一度、自分自身を振り返ってみてください。

イップスのケースと同様に、自分の心の根っこにあるものに気づき、それを認めると、とたんに心も体も楽になります。

治りにくかった症状が一気に快方に向かうことも、少なくありません。

第1章で紹介した看護師のBさんは、長年、足のしびれに悩んでいました。カウンセリングの中で、Bさんは次のように話してくれました。

「上司から、主任試験を受けなさいと言われたんです。主任になったら、プライベートの時間がなくなってしまうのでは、と心配になりました」

「私はがんばりすぎるほうなので、ひょっとしたら、これがしびれの原因だったのかもしれません。足をしびれさせて、『少し休みなさい』と脳が伝えているのかも」

「私って、いつもアクセルとブレーキを同時に踏んでいる感じなんです。主任になることで孤独になりそうだし、部下から嫌われる勇気がまだ持てないし」

「やってみたい気持ちと、やってみることの怖さ。主任の仕事で時間が取られて、子どもが犠牲になってしまうのではないか。自分が好きなことをすることで、子どもが寂しい思いをするのではないか」

アクセルとブレーキを同時に踏んでいる——。

そういう自分のあり方に、Bさんが気づいたことが治癒への大きなきっかけとなりました。

こうした話をした後、Bさんの症状はみるみるよくなり出したのです。

「ああ、そうだったんだ」と納得できる（これも気づき。認めることの1つの形）と、脳バランス体操の効果も出やすく、経過はより順調になっていきます。

腰痛で歩けなくなった経営者

スタスタ歩けるほど回復！

Oさん（38歳・男性）は、IT企業の経営者。

数年前から**腰が痛くて、3分以上まともに歩くことができませんでした。**

脊椎専門の病院から、整体院や鍼灸院等々、これまで10カ所以上の病院や治療院に行っても、よくならず。その後、当院にやってきました。

腰部の可動域制限があり、左の股関節の動きも悪く、左の梨状筋《りじょうきん》（お尻の筋肉）もひどく硬化していました。

アクティベータによる施術を行うと、著しい効果がありました。**施術前の痛みを10とすると、1週間たたないうちに、3まで痛みが激減。**

2週間で、Oさんは重たい荷物を持たなければ、普通に歩ける状態になりました。

「ただね。歩けないといいこともあるんですよ。だって、接待ゴルフに行かなくても済むでしょ。めんどくさいもんね、接待って」

カウンセリングの中で、Oさんはそんなことも話してくれました。

ときに、**病気を持つことが、本人にとって都合のよいこともあります。**

こういう事情が裏に隠されているために、治ることができないというケースもあるのです。

「でも、ここで施術を受けて、初めて効果を感じたことは事実です。病院など10軒以上を回って、ちっともよくならなかったのにね」

慢性化した痛みというものは、すり傷のように単純なものではありません。

だからこそ、私はカウンセリングを重視し、脳バランスの調整と併せて、患者さんの気づきを重んじるように心がけているのです。

次のような例もあります。

Ｐさん（53歳・女性）は、会社員。

20年以上前から不眠に悩み、10年ほど前からは、めまい、ホットフラッシュなどの不定愁訴も加わりました。

婦人科では、更年期障害と診断されて通院していましたが、改善せず。

Pさんは、対家族の関係で、多くの葛藤を抱え、悩んでいました。

さまざまのネガティブな感情が彼女の不定愁訴《ふていしゅうそ》を強めてしまっていたのは間違いないでしょう。

脳バランスの考え方に沿って治療を進めながら、カウンセリングも続けていきました。

すると、それまではっきりとは意識していなかったものの、彼女の深層にあった意識が浮かび上がってきました。

Pさんには、**家族のために自分が犠牲になっている、**という意識が強かったのです。

そういうことが少しずつわかってくる、というより、言葉にすることができるようになると、Pさんはとたんに体調がよくなってきました。


「自分の心を整理するだけで、体が楽になってくるんですね」

2カ月ほどで、Pさんの症状のほとんどが軽快しました。

治ることを邪魔しているものは、あなたの脳の中にあります。

自分自身と対話することで、それを見つけてみましょう。

潜在意識の中に、自分の心身に大きなストレスを与えているような感情や思考、過去の出来事が潜んでいないかどうか、じっくり考えてみてください。

健康面だけでなくビジネスや人間関係にも役立つ

長い間、しつこい痛みや不調に悩まされてきた人へ――。

今のところは、まだ、はっきりしたよい変化が現れていないとしても、あわてることはありません。あせることはないのです。

なぜなら、**あなたは、これまで一度も試してこなかったことを今、始めている**からです。

言うまでもなく、それが**脳バランス体操**です。

脳バランス体操を続けることで、毎日、脳に新たな刺激が与えられています。それによって、あなたの脳の働きは徐々に整ってくるでしょう。

左右の脳機能のアンバランスも、しだいに回復してくるに違いありません。

脳の働きが整うと、体調はしだいによくなっていきます。**心身がよいほうへと変化し始めると、大事な「気づき」や「認知」も自然と生まれてくる**のです。

さらに言えば、脳バランス体操は、イップスとは無縁と思われる**ビジネスパーソンたちにも役立つ**ものです。

イップス的な現象が起こるのは、なにもアスリートやアーティストだけに限りません。この社会に普通に生きる人々のパフォーマンス時にも、起こりうることです。

あなたは、**大事な商談や企画のプレゼン、打ち合わせなどで、大きな失敗をしたことがありませんか？**

以来、似たような状況や機会に遭遇すると、緊張してしまって、失敗をくり返したりしていませんか？

自信をなくして、プレゼンのときに毎回、畏縮していませんか？

それも、イップスと言ってもよいかもしれません。

脳バランス体操がいつもあなたを助けてくれる

ハーバード・ビジネス・スクールのアリソン・ウッド・ブルックス教授が、次のような実験を行っています。

スピーチを控えた数名の参加者に対し、リラックスして心を落ち着かせるために、「私は落ち着いている」と心の中で唱えるように指示しました。

一方、ほかの数名の参加者に対しては、不安な気持ちを受け入れ、「私はワクワクしている」と心の中で唱えるように指示をしました。

その結果、**どちらの方法でも不安は消えなかった**ことがわかりました。

どちらのグループの参加者も、スピーチの前の緊張は解けなかったのです。

しかし、「私はワクワクしている」と自分に言い聞かせた人たちは、プレッシャーにうまく対処できそうな気がしました。

不安は消えなくても、プレゼンをうまくやれる自信が湧いてきたのです。

この実験では、自信が湧いたグループのスピーチを聴いていた人たちは、登壇者のことを「説得力が高く、自信にあふれ、有能な人物に見える」と評価しました。

このように、同じプレッシャーがかかる状況でも、**自分の感情を変えることによって、緊張や不安がエネルギーに変わる**ことがわかっています。

ビジネスシーンにせよ、スポーツシーンにせよ、プレッシャーというストレスにより自律神経が乱れ、イップスに陥ったり、パフォーマンスが低下したりしてしまうことがあります。

それは、「ストレスは体にとって有害だ！」「ストレスから早く解放されないといけない！」と思い込んでいるせいでもあるのです。

むしろ、ストレスを積極的に受け入れ、見直し、そのストレスをよいエネルギーに変えることが、イップスやパフォーマンスの低下を防ぎます。

もしも、あなたが慢性症状だけでなく、**こうした日常の不安にもお悩みなら、脳バランス体操がきっと力になってくれる**でしょう。

脳バランス体操は、脳を活性化することで、気持ちを整え、ストレスを受け入れやすくして、日常のパフォーマンスアップにも貢献します。

大事な本番当日や直前などに、脳バランスのチェックテストをやってみるのもいいでしょう。

きっと、よくなる。

まず、自分を信じるところから始めましょう。それが、すべてのスタートラインとなります。

自分の心と体を信じて、脳バランス体操を続けてください。

おわりに

「願望ではなく、どれくらいの期間で治ると考えていますか？」

カウンセリングの際、私から患者さんに、今の症状がどれくらいで治りそうか、問いかけることがあります。

すると、たいていの患者さんは驚きます。

当然、そうした判断は専門家（この場合は、治療家である私）がするものだと考えているからです。

しかし、驚く人の中にも、しばらく考えてから、きちんと予想期間を答える人もいます（こういう人は治りやすい。多くは、自分の予想した期間内に治ります）。

一方、「わからないです」とあっさり返す人もいます（残念ながら、こういう人はなかなか難しい）。

私たちが行うような療法は、西洋医学と違って、治療家である私が治すわけではありません。治療家は手助けこそできますが、原則、**患者さん自身の自然治癒力で症状を治す**のです。

その際、**本人が治る気になることがとても重要**です。

このため、なんらかの「気づき」が、しばしば難治の症状がよくなっていくきっかけとなります。

最初の私の質問も、患者さんから気づきを引き出そうと意図して行うものと言っていいでしょう。

患者さんに目覚めてもらうために——。

ことに難治性の症状の場合、患者さんは医師や治療家に頼りきりになりがちです。

しかし、そのように医師にベッタリ、治療家にベッタリでは、なかなか状態は上向きません。

お話ししてきたとおり、**患者さん自身が「治そう」という意思を持つところから、すべてはスタート**します。

あとは、患者さんが症状の真の原因を探し当て、言い換えれば、自分自身が当てはまる病態のパターンを見つけ（例えば、右脳の機能が低下している、あるいは、全般的に脳機能が弱っている、など）、それにもとづいて自らの脳へ刺激を与えて、自分の状態を少しずつ引き上げていく――。

それが、症状を快方へ向かわせ、最終的には治癒へとつながっていきます。

私たちは、その後押しをするだけなのです。

第5章で紹介した大学生のMさんは、文字が書けなくなる書痙《しょけい》という症状に苦しんでいました。

彼女は、**その症状を克服し、自分の手で書いた感動的なお礼状**を送ってくれました。

そして実は、彼女のお母さんからもお手紙をいただいていたのです。

そこには、次のように書かれてありました。

「娘が本当にお世話になりました。書痙を発症して約1年、本当に苦しい日々でした。病院では回復が見込めず、思い悩んでいたときに石井先生のことを知りました」
「病院での治療にはあまり納得していない娘でしたが、石井先生の治療院では、初めて自分の気持ちをわかってもらったと、楽しそうに通院していました」
「『娘は一生このままかもしれない……』と暗い気持ちになることもありました。でも、石井先生のおかげで、そんな不安をすべて払拭することができました」
「これからも、娘と同じような症状に悩む人を救ってほしいと願っています」

むろん、私が治したのではありません。

彼女が治ろうと決意して、自分のやれることをやったから、よくなったのです。

しつこい痛みや不調、イップスに悩む人は、多くの場合は症状が長く続くつらさに耐えかねて、心が弱り、希望を失い、自分を信じられなくなっています。

それが強い心理的ストレスとなり、患者さんの足を引っ張るのです。

本書は、慢性化した痛みや不調、あるいはイップスといった治りにくい症状に苦しむ人たちのために書いたものです。

言い換えれば、あなたに寄り添うために書かれた本です。

希望を持ってください。

よくなるためには、今一度、自ら治ろうと決意し、改めて自分のやれることを続けていきましょう。

脳バランス体操があなたの支えとなり、症状がみるみるよくなっていくことを、心から願っています。

2020年4月

石井堂クリニカルオフィス・石井堂街の接骨院代表　石井克昇

【参考文献】

・体の不調は脳がつくり、脳が治す
(保井志之著、ベルブックス刊)
・薬に頼らず家庭で治せる発達障害とのつき合い方
(ロバート・メリロ著、吉澤公二訳、クロスメディア・パブリッシング刊)
・心はなぜ腰痛を選ぶのか
(J.E.サーノ著、長谷川淳史監訳、浅田仁子訳、春秋社刊)
・新しい腰痛対策Q&A21
(松平浩著、産業医学振興財団)
・アクティベータ・メソッド 第2版
(A.W.ファー原著、保井志之監訳、産学社エンタプライズ出版部刊)
・神経局在診断 第6版
(Mathias Bähr 著、Michael Frotscher 著、花北順哉訳、文光堂刊)

石井　克昇（いしい・かつのり）

石井堂クリニカルオフィス・石井堂街の接骨院代表。柔道整復師。ICC国際コーチング連盟認定コーチ。アクティベータ・ネットワーク・ジャパン上級認定。米国やカナダで信頼を得ている施術法「アクティベータ・メソッド」を駆使した治療を行う。2012年、石井堂街の接骨院を開業。脳の記憶と条件付けが及ぼす心身の不調へのケアを専門とする。神経学、東洋医学、心理学、コーチング、脳の誤作動記憶の調整法（心身条件反射療法）を学び、不調な心身を健康へと導くセルフケア「脳バランス体操」を開発。治療院には一流アスリートやアーティスト、モデルなど多くの著名人も訪れる。

石井堂クリニカルオフィス・石井堂街の接骨院　https://ishiidotown.com/
石井克昇公式ブログ　https://ishiikatsunori.jp/

不調《ふちょう》が消《き》え去《さ》る脳《のう》バランス体操《たいそう》
右脳《うのう》と左脳《さのう》の働《はたら》きが一瞬《いっしゅん》で整《ととの》う

2020年 4月23日　初版発行
2024年 6月 5日　5版発行

著者／石井《いしい》克昇《かつのり》

発行者／山下直久

発行／株式会社KADOKAWA
　〒102-8177　東京都千代田区富士見2-13-3
　電話0570-002-301（ナビダイヤル）

印刷所／株式会社暁印刷

●お問い合わせ
https://www.kadokawa.co.jp/（「お問い合わせ」へお進みください）
※内容によっては、お答えできない場合があります。
※サポートは日本国内のみとさせていただきます。
※Japanese text only
定価はカバーに表示してあります。

ISBN 978-4-04-604692-5　C0077